G. Kaiser M. Thöle F. Scheinichen

Lernkarten Rettungsdienst
Ergänzungsprüfung zum Notfallsanitäter

2. Auflage

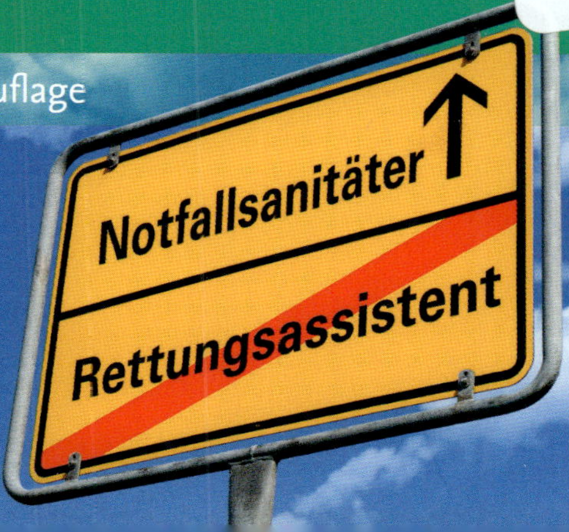

ELSEVIER
Urban & Fischer

ELSEVIER
Hackerbrücke 6, 80335 München, Deutschland
Wir freuen uns über Ihr Feedback und Ihre Anregungen an books.cs.muc@elsevier.com

ISBN 978-3-437-25094-1

2. Auflage 2018

Wichtiger Hinweis für den Benutzer
Ärzte/Praktiker und Forscher müssen sich bei der Bewertung und Anwendung aller hier beschriebenen Informationen, Methoden, Wirkstoffe oder Experimente stets auf ihre eigenen Erfahrungen und Kenntnisse verlassen. Bedingt durch den schnellen Wissenszuwachs insbesondere in den medizinischen Wissenschaften sollte eine unabhängige Überprüfung von Diagnosen und Arzneimitteldosierungen erfolgen. Im größtmöglichen Umfang des Gesetzes wird von Elsevier, den Autoren, Redakteuren oder Beitragenden keinerlei Haftung in Bezug auf die Übersetzung oder für jegliche Verletzung und/oder Schäden an Personen oder Eigentum, im Rahmen von Produkthaftung, Fahrlässigkeit oder anderweitig, übernommen. Dies gilt gleichermaßen für jegliche Anwendung oder Bedienung der in diesem Werk aufgeführten Methoden, Produkte, Anweisungen oder Konzepte.

Für die Vollständigkeit und Auswahl der aufgeführten Medikamente übernimmt der Verlag keine Gewähr.
Geschützte Warennamen (Warenzeichen) werden in der Regel besonders kenntlich gemacht (®). Aus dem Fehlen eines solchen Hinweises kann jedoch nicht automatisch geschlossen werden, dass es sich um einen freien Warennamen handelt.

Bibliografische Information der Deutschen Nationalbibliothek
Die Deutsche Nationalbibliothek verzeichnet diese Publikation in der Deutschen Nationalbibliografie; detaillierte bibliografische Daten sind im Internet über http://www.d-nb.de/ abrufbar.

20 21 22 23 5 4 3 2

 Um den Textfluss nicht zu stören, wurde bei Patienten und Berufsbezeichnungen die grammatikalisch maskuline Form gewählt. Selbstverständlich sind in diesen Fällen immer Frauen und Männer gemeint.

Planung: Anna-Marie Seitz
Projektmanagement: Marion Kraus
Satz: abavo GmbH, Buchloe/Deutschland
Druck und Bindung: Drukarnia Dimograf Sp. z o. o., Bielsko-Biała/Polen
Umschlaggestaltung: Spiesz Design, Neu-Ulm
Titelfotografie: Schild © Adobe Stock/see you, c. steps; Himmel © Adobe Stock/klagyivik

Aktuelle Informationen finden Sie im Internet unter **www.elsevier.de**

Vorwort

Seit dem In-Kraft-Treten des Notfallsanitätergesetzes am 01.01.2014 haben Rettungsassistentinnen und Rettungsassistenten die Möglichkeit, durch eine Ergänzungsprüfung die Qualifikation für das neue Berufsbild zu erwerben. Zudem stellen sich seit diesem Jahr die ersten Schülerinnen und Schüler nach Abschluss ihrer dreijährigen Ausbildung der staatlichen Prüfung. Diese Prüfungen gehen nicht nur inhaltlich über das Rettungsassistenten-Niveau hinaus, sondern unterscheiden sich durch die handlungsorientierte Art der Durchführung zum Teil erheblich von der bisherigen Rettungsassistentenprüfung.

Die Lernkarten sind insbesondere für die Vorbereitung auf den mündlichen Teil der Ergänzungsprüfung konzipiert. Darüber hinaus leisten sie in den behandelten Themenbereichen wertvolle Hilfe für die Vorbereitung auf den mündlichen und schriftlichen Teil der staatlichen Prüfung.

Auf der Vorderseite jeder Karte befindet sich eine Frage bzw. ein Arbeitsauftrag, ein Lückentext oder eine Grafik ohne Beschriftung. Auf der Rückseite finden Sie die Antwort bzw. die beschriftete Grafik oder eine Beschreibung des Lösungswegs des Arbeitsauftrags. Wichtige Fachbegriffe werden fett hervorgehoben.

Die Ihnen nun vorliegende zweite Auflage der Lernkarten wurde an neue fachliche Standards angepasst und um zusätzliche Karten mit wichtigen Prüfungsinhalten ergänzt.

Unser Dank gilt dem Elsevier-Verlag für die Möglichkeit zur Realisierung dieses Projekts und der Projektmanagerin Frau Marion Kraus für die Unterstützung bei der Überarbeitung der Lernkarten.

Wir wünschen Ihnen bei der Prüfungsvorbereitung und der späteren Berufstätigkeit als Notfallsanitäterin/Notfallsanitäter viel Erfolg!

Göttingen, Lienen, Oldenburg im Sommer 2017
Guido Kaiser, Matthias Thöle, Frank Scheinichen

Autoren

Dr. rer. medic. Guido Kaiser, Jg. 1979, Notfallsanitäter, Studium der Chemie, Physik, Philosophie und Rechtswissenschaft; derzeit tätig bei der Berufsfeuerwehr Göttingen (Rettungsdienstschule) und als wissenschaftlicher Mitarbeiter an der Universitätsmedizin Göttingen (Giftinformationszentrum-Nord und Toxikologisches Labor).

Matthias Thöle, Jg. 1978, Notfallsanitäter und examinierter Krankenpfleger, Lehrrettungsassistent mit pädagogischer Weiterbildung, geprüfter Desinfektor und Mitglied im Verband für Desinfektoren und Hygienebeauftragte e.V., AMLS-Instruktor; derzeit tätig in der rettungsdienstlichen Ausbildung am Malteser-Schulungszentrum Nellinghof (Neuenkirchen-Vörden).

Frank Scheinichen, Jg. 1962, Notfallsanitäter, Diplompädagoge, ITLS-Instruktor; derzeit tätig als Schulleiter des Malteser-Schulungszentrums Nellinghof (Neuenkirchen-Vörden).

Benutzerhinweise

Kartenthema

Daumenregister

Kapitelüberschrift

Kartennummer

Frageseite der Lernkarten (! auf der Rückseite = Antwortseite)

145 ?

3 Lebenserhaltende Maßnahmen, Diagnostik & Therapie

3.32 Lungenödem

Sie werden mit folgender Einsatzmeldung alarmiert: „Patient mit Atemnot. V. a. **Lungenödem.**" Nach Eintreffen am Einsatzort hören Sie bereits beim Betreten des Zimmers, in dem sich der Patient befindet, eine rasselnde und brodelnde Atmung. Bei der Untersuchung erheben Sie nachfolgende Werte:

- SpO_2 95 %, Atemfrequenz ca. 22/min, Atemzugtiefe ausreichend
- Puls 100/min
- RR 125/80 mmHg

Nach der Sauerstoffinhalation entschließen Sie sich, dem Patienten zwei Hübe Nitro-Spray zu verabreichen.

Erklären Sie, ob diese Maßnahme bei dem Patienten indiziert war, und beschreiben Sie die Wirkung von Nitro-Spray.

32/77

Kartenzahl pro Kapitel

Viel Erfolg beim Lernen mit den Karten und bei der Prüfung!

Abkürzungen

3 MRGN	Multi-resistente gramnegative Stäbchen mit Resistenz gegen 3 Antibiotikagruppen
4 MRGN	Multi-resistente gramnegative Stäbchen mit Resistenz gegen 4 Antibiotikagruppen
ÄBD	Ärztlicher Bereitschaftsdienst
ACS	Acute Coronary Syndrome (akutes Koronarsyndrom)
AF	Atemfrequenz
ÄLRD	Ärztlicher Leiter Rettungsdienst
AMG	Arzneimittelgesetz
Art.	Artikel
ASS	Acetylsalicylsäure
aVF	Augmented Voltage Foot
aVL	Augmented Voltage Left Arm
aVR	Augmented Voltage Right Arm
BGB	Bürgerliches Gesetzbuch
BioStoffV	Biostoffverordnung
BtM	Betäubungsmittel
BtMG	Betäubungsmittelgesetz
BtMVV	Betäubungsmittel-Verschreibungsverordnung
BVZ	Brandverletztenzentrum
CDAD	Chlostricium difficile-assoziierte Diarrhö
CISM	Critical Incident Stress Management
COPD	Chronic Obstructive Pulmonary Disease (chronisch obstruktive Lungenerkrankung)
CPAP	Continuous Positive Airway Pressure
CPP	Cerebral Perfusion Pressure/ zerebraler Perfusionsdruck
CT	Computertomografie
DIN EN	Deutsche Übernahme einer Europäischen Norm
DRK	Deutsches Rotes Kreuz
EKG	Elektrokardiogramm
ESBL	Extended-Spectrum Beta-Lactamasen
EUG	Extrauteringravidität
EuGH	Europäischer Gerichtshof
FFP	Filtering Face Piece

FRC	Functional Residual Capacity/ funktionelle Residualkapazität
GCS	Glasgow Coma Score
GefStoffV	Gefahrstoffverordnung
HF	Herzfrequenz
hMRSA	Hospital Acquired Methicillin-Resistant Staphylococcus aureus
ICP	Intracranial Pressure/Hirndruck
ICR	Intercostalraum
IfSG	Infektionsschutzgesetz
JArbSchG	Jugendarbeitsschutzgesetz
JUH	Johanniter-Unfall-Hilfe
KKT	Körperkerntemperatur
KOF	Körperoberfläche
KVP	kontinuierlicher Verbesserungsprozess
li.	links
LTB	Laryngotracheobronchitis
MAP	Mean Arterial Pressure/mittlerer arterieller Blutdruck (auch MAD)
MedGV	Medizingeräteverordnung
MHD	Malteser Hilfsdienst
MPG	Medizinproduktegesetz
MPG	Medizinproduktebuch
MRT	Magnetresonanztomografie
MTK	messtechnische Kontrolle
NEF	Noteinsatzfahrzeug
NFS	Notfallsanitäter
NIV	nicht-invasive Ventilation
NotSanG	Notfallsanitätergesetz
ORSA	Oxacillin-Resistant Staphylococcus aureus
PEEP	Positive End-Expiratory Pressure/ positiver endexspiratorischer Druck
PRG	Patientenrechtegesetz
PSA	persönliche Schutzausrüstung
PSNV	psychosoziale Notfallversorgung
PTBS	posttraumatische Belastungsstörung
PTSD	Posttraumatic Stress Disorder
QM	Qualitätsmanagement
QMB	Qualitätsmanagementbeauftragter
QMS	Qualitätsmanagementsystem
RD	Rettungsdienst
RTW	Rettungswagen
SABA	Short Acting (kurz wirksame) Beta2-Agonisten

SAPV	spezialisierte ambulante Palliativversorgung
SbE	Stressbearbeitung nach belastenden Einsätzen
SGB	Sozialgesetzbuch
SHT	Schädel-Hirn-Trauma
SOP	Standard Operating Procedure
STEMI	ST-Elevation Myocardial Infarction/ ST-Streckenhebungsinfarkt
StGB	Strafgesetzbuch
STK	sicherheitstechnische Kontrolle
STVO	Straßenverkehrsordnung
TRBA	technische Regeln für biologische Arbeitsstoffe
V. a.	Verdacht auf
VAH	Verbund für Angewandte Hygiene
vKOF	verbrannte Körperoberfläche
VRE	Vancomycin-Resistant Enterococcus
z. B.	zum Beispiel

Abbildungsnachweis

Der Verweis auf die jeweilige Abbildungsquelle befindet sich bei allen Abbildungen im Werk am Ende des Legendentextes in eckigen Klammern.

L106	Henriette Rintelen, Velbert
L108	Rüdiger Himmelhan, Heidelberg
L157	Susanne Adler, Lübeck
L190	Gerda Raichle, Ulm
L231	Stefan Dangl, München
M987/L231	Dr. Guido Kaiser, Göttingen/Stefan Dangl, München

Inhaltsverzeichnis

1 Kommunikation, Interaktion & Beratung

1.1 Sender-Empfänger-Modell

Zwischen zwei Kollegen ist ein Streit entbrannt. Es stellt sich heraus, dass der Konflikt bei Dienstaufnahme begann, als Kollege A, der gerade aus einem mehrwöchigen Urlaub zurückgekehrt ist, zum Kollegen B, der wegen familiärer Schwierigkeiten am Morgen fünf Minuten zu spät zum Dienst erschien, sagte:
„Na, sieht man Dich auch mal wieder?"

Erklären Sie anhand des Sender-Empfänger-Modells der Kommunikation, welches Kommunikationsproblem Auslöser für diesen Streit sein könnte.

1.1 Sender-Empfänger-Modell

Kommunikation gelingt, wenn bei beiden Kommunikationspartnern Einigkeit über alle Aspekte der Nachricht herrscht. Sie misslingt, wenn der Empfänger einer Nachricht die Botschaft der Nachricht anders versteht (decodiert), als der Sender der Nachricht sie gemeint (codiert) hat. Erfolgreiche Kommunikation setzt daher voraus, dass Sender und Empfänger denselben Code für die Nachricht verwenden, sodass die übermittelte Botschaft nach Codierung und Decodierung identisch ist.

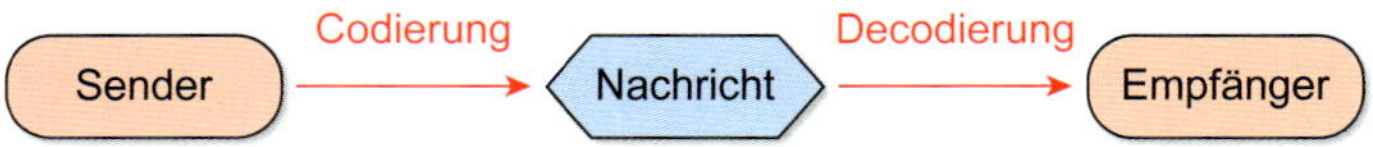

Abb. 1.1 Sender-Empfänger-Modell [M987/L231]

Im vorliegenden Fall könnte ein Missverständnis zwischen Sender und Empfänger vorliegen: Während Kollege A vielleicht die Botschaften „Ich freue mich, Dich zu sehen“ (Selbstoffenbarungsaspekt) und „Wir haben uns ja lange nicht gesehen“ (Sachaspekt) codieren wollte, könnte Kollege B die Botschaften „Du bist zu spät“ (Sachaspekt) und „Ich kontrolliere Dich und richte über Dein Verhalten“ (Beziehungsaspekt) decodiert haben.

1 Kommunikation, Interaktion & Beratung

1.2 Kommunikationskanäle

Das „erste Axiom der Kommunikation“, das der Kommunikationspsychologe *Paul Watzlawick* aufgestellt hat, lautet:

„Man kann nicht nicht kommunizieren.“

Erläutern Sie die Aussage dieses Satzes.

1.2 Kommunikationskanäle

Sobald Personen einander wahrnehmen, kommunizieren sie miteinander. Jedes Verhalten (auch ein Schweigen oder Sich-Abwenden) transportiert eine Aussage an den anderen und stellt daher eine Form der Kommunikation dar.
Zur Kommunikation bedarf es also keiner Worte **(verbale Kommunikation).** Auch andere körperliche Äußerungen wie Bewegungen, Gesichtsausdruck und Körperhaltung tragen zur Kommunikation bei **(nonverbale Kommunikation).**

1 Kommunikation, Interaktion & Beratung

1.3 Kommunikationskanäle

Nennen Sie jeweils drei Beispiele für verbale, nonverbale und paraverbale Zeichen, mit denen Menschen kommunizieren.

1.3 Kommunikationskanäle

Verbale Zeichen (was gesagt wird)	Nonverbale Zeichen (Begleitverhalten)	Paraverbale Zeichen (wie etwas gesagt wird)
• gesprochene Worte • Laute (z. B. „Oh!“) • geschriebene Worte • andere Schriftzeichen (z. B. ☺) • Übermittlungszeichen (z. B. definierte Handzeichen)	• Bewegungen (Gestik) • Gesichtsausdruck (Mimik) • Körperhaltung • körperliche Begleiterscheinungen (z. B. Schwitzen, Zittern, Rötung des Gesichts)	• Lautstärke • Stimmlage • Sprechgeschwindigkeit • Sprechrhythmus

Tab. 1.1 Beispiele für verbale, nonverbale und paraverbale Kommunikationszeichen

1 Kommunikation, Interaktion & Beratung

1.4 Distanzzonen

Sie setzen ein verletztes Kleinkind auf Ihren Schoß, während Ihr Kollege eine Platzwunde an dessen Knie versorgt.

Beschreiben Sie die Distanzzone, in der Sie sich aus Sicht des Kindes in dieser Situation befinden.

1.4 Distanzzonen

Sie befinden sich in dieser Situation in der **Intimzone** des Kindes.
Die Intimzone ist im **Distanzzonenmodell** (nach *E. T. Hall*) die Zone mit größtmöglicher Nähe und umfasst den Bereich bis ca. 50 cm Abstand vom eigenen Körper.
Dringt eine Person in die Intimzone ein, ist ein direkter Körperkontakt möglich und die Wahrnehmung des Anderen erfolgt zudem über Geruch, Bewegungen und Körperwärme. Zugleich ist die Sicht auf die andere Person eingeschränkt, da man aufgrund der Nähe bestimmte Körperregionen intensiver, das Gegenüber aber nicht im Ganzen wahrnimmt.
Die Intimzone ist im Normalfall für sehr vertraute Menschen reserviert, zu denen man eine enge Beziehung hat (Eltern-Kinder, Lebenspartner, enge Freunde, besondere Arbeits- und Sportkameraden).

1 Kommunikation, Interaktion & Beratung

1.5 Distanzzonen

Ein Patient mit pektanginösen Beschwerden liegt auf einem Sofa. Sie knien bei der Untersuchung direkt neben dem Patienten.

Beschreiben Sie die Distanzzone, in der Sie sich aus Sicht des Patienten in dieser Situation befinden.

1.5 Distanzzonen

Sie befinden sich in dieser Situation in der **persönlichen Distanzzone** des Patienten.
Die persönliche Zone liegt **im Distanzzonenmodell** (nach *E. T. Hall*) zwischen **Intimzone** und **Sozialzone** und umfasst den Bereich zwischen ungefähr 0,5 und 1,5 m Abstand vom eigenen Körper.
In der persönlichen Zone sind Berührungen durch Anfassen, jedoch kein direkter Körperkontakt möglich. Die Wahrnehmung des Anderen über Geruch, Bewegungen und Körperwärme erfolgt nur sehr begrenzt. Zugleich ist die Sicht auf die andere Person nicht eingeschränkt; man nimmt das Gegenüber im Ganzen wahr.
In der persönlichen Zone findet im Normalfall die gezielte Interaktion (v. a. persönliches Gespräch) mit gut bekannten Personen statt.

1 Kommunikation, Interaktion & Beratung

1.6 Distanzzonen

Sie führen ein Übergabegespräch mit dem diensthabenden Arzt der Notaufnahme eines Krankenhauses. Dabei stehen Sie links und der Arzt rechts des Patientenbetts.

Beschreiben Sie die Distanzzone, in der Sie sich aus Sicht des Arztes in dieser Situation befinden.

1.6 Distanzzonen

Sie befinden sich in dieser Situation in der **sozialen Distanzzone** des Arztes.
Die **soziale Zone** liegt im **Distanzzonenmodell** (nach *E. T. Hall*) zwischen **persönlicher Zone** und **öffentlicher Zone** und umfasst den Bereich zwischen ungefähr 1,5 und 3 m Abstand vom eigenen Körper.
In der sozialen Zone erfolgt die Kommunikation ausschließlich durch Sprache, Gestik und Mimik. Berührungen oder direkte Körperwahrnehmungen sind nicht möglich.
In der sozialen Zone findet die gezielte Interaktion (v. a. Gespräche im gesellschaftlich-wirtschaftlichen Bereich) mit unbekannten Personen bzw. solchen, zu denen keine vertraute persönliche Beziehung besteht, statt.

1 Kommunikation, Interaktion & Beratung

1.7 Bedürfnisse

Auf einer Bahnstrecke hat sich in einem Waldstück ein schwerer Personenunfall mit einem Güterzug ereignet. Es ist ein Montag im Januar, 00:30 Uhr, –2 °C Außentemperatur. Sie werden zur Versorgung des betroffenen Lokführers alarmiert. An der Einsatzstelle berichtet Ihnen die Polizei, dass die Ermittlungen fast abgeschlossen sind und der Lokführer seit dem Unfall vor ca. zwei Stunden neben dem Güterzug im Freien wartet. Er fühlt sich unwohl und hat sich beim Abstieg über die Böschung eine leicht blutende Risswunde an der Hand zugezogen.

Erläutern Sie am Beispiel der Situation des Lokführers, seiner Versorgung und Betreuung die Hierarchie der menschlichen Bedürfnisse (nach *A. H. Maslow*).

1.7 Bedürfnisse

Die menschlichen Bedürfnisse werden nach *Maslow* in pyramidenförmig aufgebaute Stufen eingeteilt. Bevor die Bedürfnisse der nächsthöheren Stufe erfüllt werden, müssen die der vorangegangenen Stufen in ausreichender Weise befriedigt worden sein.

Bezogen auf die Beispielsituation folgt daraus:

1. **Physiologische Bedürfnisse** des Lokführers befriedigen: Wärmeerhalt, Wundversorgung/Schmerzlinderung, ggf. Hunger/Durst stillen
2. **Sicherheitsbedürfnisse** berücksichtigen: in sichere Umgebung bringen, belastende Umgebungsfaktoren beseitigen (Dunkelheit, Lärm, Wind etc.), Information und Orientierung vermitteln
3. **Soziale Bedürfnisse** befriedigen: persönliche Gesprächsbeziehung aufbauen, Kontakt zu Bezugspersonen ermöglichen
4. **Individual-Bedürfnisse** berücksichtigen: Wiederherstellung der Handlungsfähigkeit, PSNV-Maßnahmen

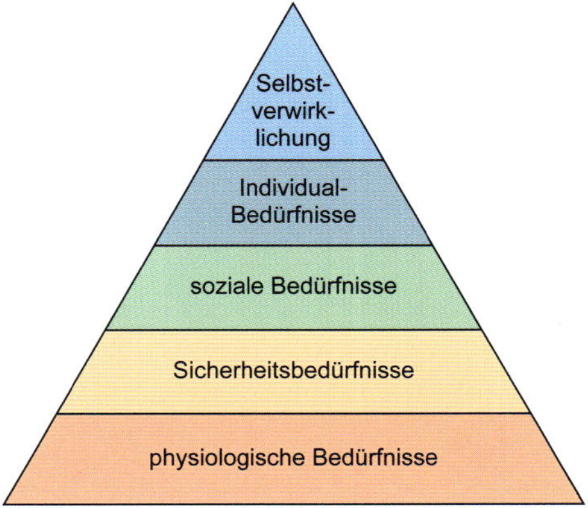

Abb. 1.2 Bedürfnispyramide nach *Maslow* [L231]

1 Kommunikation, Interaktion & Beratung

1.8 Bedürfnisse und Gefühle

Sie versorgen einen 75-jährigen Patienten nach einer Synkope in dessen Wohnung. Im Laufe der Behandlung erlangt der Patient das volle Bewusstsein wieder und lehnt einen Transport ins Krankenhaus kategorisch ab.

Analysieren Sie mögliche Bedürfnisse und Gefühle des Patienten in dieser Situation und geben Sie an, wie Sie diese im Gespräch berücksichtigen können.

1.8 Bedürfnisse und Gefühle

Mögliche Bedürfnisse und Gefühle des Patienten können z. B. sein:

- Unsicherheit gegenüber dem, was ihn im Krankenhaus erwartet
- Angst vor einem langem Krankenhausaufenthalt, keine Rückkehr in die gewohnte Umgebung (evtl. entsprechende negative Erfahrungen im persönlichen Umfeld)
- Gefühl des Ausgeliefertseins
- Angst vor der Demonstration der eigenen Schwäche (z. B. aus dem eigenen Haus getragen werden)
- Anderen (medizinischem Personal, Ehefrau) keine Umstände bereiten wollen

Der Notfallsanitäter berücksichtigt die Bedürfnisse und Gefühle z. B. durch folgendes Verhalten:

- Den Patienten über Maßnahmen und den weiteren Behandlungsverlauf informieren (Kommunikation auf der Sachebene)
- Patientenwünsche ernst nehmen, an Entscheidungen beteiligen/Autonomie erhalten
- Schamgefühl respektieren, aufsehenerregende Maßnahmen kritisch prüfen
- Dem Patienten signalisieren, dass die geleistete Hilfe keine Belastung darstellt, sondern selbstverständliche Aufgabe des Rettungsdienstes ist (Kommunikation auf der Beziehungsebene)

1 Kommunikation, Interaktion & Beratung

1.9 Bedürfnisse und Gefühle

Sie versorgen einen 75-jährigen Patienten nach einer Synkope in dessen Wohnung. Im Laufe der Behandlung erlangt der Patient das volle Bewusstsein wieder und lehnt einen Transport ins Krankenhaus ab. Seine Ehefrau besteht jedoch vehement auf einer Krankenhausbehandlung.

Analysieren Sie mögliche Bedürfnisse und Gefühle der Ehefrau in dieser Situation und geben Sie an, wie Sie diese im Gespräch berücksichtigen können.

1.9 Bedürfnisse und Gefühle

Mögliche Bedürfnisse und Gefühle der Ehefrau können z. B. sein:

- Belastender Eindruck des gerade abgelaufenen bedrohlichen Geschehens
- Hilflosigkeit
- Angst vor erneuter Verschlimmerung der Symptome
- Überforderung durch die Ausnahmesituation
- Heilerwartungen an die moderne (Krankenhaus-)Medizin

Der Notfallsanitäter berücksichtigt die Bedürfnisse und Gefühle z. B. durch folgendes Verhalten:

- Sicherheit vermitteln
- Ruhe ausstrahlen
- Ehefrau über Feststellungen und Maßnahmen informieren (Kommunikation auf der Sachebene)
- Am Geschehen beteiligen, Handlungsfähigkeit wiederherstellen

1 Kommunikation, Interaktion & Beratung

1.10 Vier-Seiten-Modell der Kommunikation

Ein Notfallsanitäter sagt zu einem Patienten mit einer Handverletzung bei der Erstuntersuchung: „Was haben Sie denn da schon wieder gemacht?“

Beschreiben Sie, welche Botschaften den Patienten erreichen, je nachdem, mit welchem der vier Ohren nach dem Kommunikationsmodell von *Schulz von Thun* dieser das Gesagte hört.

1.10 Vier-Seiten-Modell der Kommunikation

Die vom Notfallsanitäter gesendete (codierte) Nachricht könnte vom Patienten ganz unterschiedlich verstanden (decodiert) werden, je nachdem, wie er das Gesagte auffasst:

- **Sach-Ohr:** Die Botschaft auf der Sachebene lautet z. B.: „Was ist passiert? Wie ist diese Verletzung zustande gekommen?"
- **Appell-Ohr:** Die Botschaft auf der Appellebene lautet z. B.: „Passen Sie besser auf, damit Sie sich nicht immer wieder verletzen."
- **Beziehungs-Ohr:** Die Botschaft auf der Beziehungsebene lautet z. B.: „Ich stehe über Ihnen und beurteile Ihr Verhalten."
- **Selbstoffenbarungs-Ohr:** Die Botschaft auf der Selbstoffenbarungsebene lautet z. B.: „Ich bin verärgert, weil ich Ihretwegen hierher kommen muss."

1 Kommunikation, Interaktion & Beratung

1.11 Vier-Seiten-Modell der Kommunikation

Der Leiter der Rettungswache sagt zu einem Auszubildenden:
„Der Kaffee ist alle."

Beschreiben Sie die unterschiedlichen Botschaften nach dem Kommunikationsmodell von *Schulz von Thun* **(vier Aspekte einer Nachricht), die mit dieser Aussage übermittelt werden können.**

1.11 Vier-Seiten-Modell der Kommunikation

Die Nachricht kann folgende Aspekte ausdrücken:

- **Sachaspekt:** Die Botschaft auf der Sachebene lautet z. B.: „Es befindet sich kein Kaffee mehr in der Kanne."
- **Appellaspekt:** Die Botschaft auf der Appellebene lautet z. B.: „Koch Kaffee!"
- **Beziehungsaspekt:** Die Botschaft auf der Beziehungsebene lautet z. B.: „Ich bin der Vorgesetzte und sage Dir, was Du zu tun hast." Oder: „Du bist der Auszubildende, es ist Deine Aufgabe, Kaffee zu kochen."
- **Selbstoffenbarungsaspekt:** Die Botschaft auf der Selbstoffenbarungsebene lautet z. B.: „Ich möchte Kaffee trinken."

1 Kommunikation, Interaktion & Beratung

1.12 Vier-Seiten-Modell der Kommunikation

Der nachgeforderte Notarzt trifft am Einsatzort ein und sagt zum Notfallsanitäter, der den Patienten erstversorgt hat:
„Warum hat der Patient noch keinen venösen Zugang?“

Beschreiben Sie, welche Botschaften den Sanitäter erreichen, je nachdem, mit welchem der vier Ohren nach dem Kommunikationsmodell von *Schulz von Thun* **dieser das Gesagte hört.**

1.12 Vier-Seiten-Modell der Kommunikation

Die vom Notarzt gesendete (codierte) Nachricht könnte vom Notfallsanitäter, je nachdem, mit welchem Aspekt-Ohr dieser hört, wie folgt verstanden (decodiert) werden:

- **Sach-Ohr:** Die Botschaft auf der Sachebene lautet z. B.: „Was ist bislang passiert?“ Oder: „Ist ein Problem aufgetreten?“
- **Appell-Ohr:** Die Botschaft auf der Appellebene lautet z. B.: „Legen Sie umgehend einen venösen Zugang.“
- **Beziehungs-Ohr:** Die Botschaft auf der Beziehungsebene lautet z. B.: „Ich stehe über Ihnen und muss Ihre Handlungen kontrollieren/bewerten.“
- **Selbstoffenbarungs-Ohr:** Die Botschaft auf der Selbstoffenbarungsebene lautet z. B.: „Ich bin unzufrieden mit den gegenwärtigen Bedingungen.“ Oder: „Ich hätte mir gewünscht, dass ein venöser Zugang vorhanden ist.“

1 Kommunikation, Interaktion & Beratung

1.13 Aktives Zuhören

Bei der Kommunikation mit Patienten, aber auch bei Feedback- und Konfliktgesprächen, sollte die Technik des „aktiven Zuhörens" angewandt werden.

Erläutern Sie den Begriff „aktives Zuhören" und beschreiben Sie Vorteile des aktiven Zuhörens in der Kommunikation.

1.13 Aktives Zuhören

Folgt ein Zuhörer lediglich den Ausführungen seines Kommunikationspartners, so hört er **passiv** zu. Hierbei ist die „Behaltensleistung“ des Zuhörers gering und es kommt leicht zu Missverständnissen.

Beim **aktiven Zuhören** versucht der Zuhörer laufend, die empfangenen Botschaften zusammenzufassen und in eigenen Worten wiederzugeben (sogenanntes **Spiegeln**). Dabei gibt der Zuhörer sowohl die sachlichen als auch die emotionalen Aspekte der Nachricht so wieder, wie er sie verstanden hat. Bei Bedarf stellt er auch Rückfragen.

Wenn alle Gesprächspartner aktiv zuhören, erzielen sie leicht einen Konsens bezüglich des Gesprächsinhalts.

1 Kommunikation, Interaktion & Beratung

1.14 Ich- und Du-Botschaften

In einem Rettungsteam kommt es immer wieder zu Konflikten zwischen zwei Kollegen. Daraufhin bittet der Leiter der Rettungswache die beiden Konfliktpartner zu einer Aussprache.
Beim Gespräch über die Konfliktursachen im Team sagt Notfallsanitäter A zu seinem Kollegen B: „Du lässt immer alles rumliegen, damit ich es wegräume."

Erläutern Sie anhand dieses Beispiels die Bedeutung von Du- und Ich-Botschaften in der zwischenmenschlichen Kommunikation und entwickeln Sie alternative Formulierungen für die von A gesendete Nachricht.

1.14 Ich- und Du-Botschaften

Notfallsanitäter A fühlt sich offenbar durch ein Verhalten von B gestört (Selbstoffenbarungsaspekt der Nachricht). Er formuliert seine Aussage in diesem Beispiel als **Du-Botschaft.** Diese Formulierung des Sachaspekts hat den Nachteil, dass sie von B wahrscheinlich als verletzende Kritik wahrgenommen wird. Die Folge ist oft ein unfruchtbarer Streit über den Wahrheitsgehalt der Behauptung.

Ich-Botschaften dagegen sind Äußerungen, die die eigene Meinung und die eigenen Gefühle mitteilen. Diese können nicht in Frage gestellt werden und bieten daher wenig Angriffsfläche für einen Streit. Außerdem präsentiert sich der Sprecher einer Ich-Botschaft als Mensch mit Empfindungen und nicht als Besserwisser, der über den Dingen steht. Die Kommunikationsbeziehung ist dann eine partnerschaftliche **(symmetrische)** und keine hierarchisch-autoritäre **(asymmetrische).**

Im geschilderten Beispiel hätte A folgende Ich-Botschaften formulieren können:

- „Es stört mich, wenn Dinge herumliegen."
- „Ich bin verärgert, weil ich Dinge wegräumen muss, die nicht von mir stammen."

Beim **Feedback** ist die konsequente Verwendung von Ich-Botschaften besonders wichtig.

1 Kommunikation, Interaktion & Beratung

1.15 Feedback

Die Einsatznachbesprechung, in der die Mitglieder des Rettungsteams gemeinsam den Einsatzablauf reflektieren, dient der Qualitätssicherung und -weiterentwicklung. Dabei geben sich die Gesprächsteilnehmer auch gegenseitig Rückmeldung (Feedback) über ihr jeweiliges Verhalten.

Beschreiben Sie anhand von Gesprächsregeln, wie Sie Ihren Teamkollegen effektives Feedback geben können.

1.15 Feedback

Regeln für das Geben von Feedback sind z. B.:

- Feedback sollte angeboten, nicht aufgezwungen werden
- Konkrete (auf ein bestimmtes Verhalten bezogene), nicht allgemeine (auf die ganze Person bezogene) Rückmeldungen geben
- Verhalten beschreiben, nicht werten
- Klar und genau formulieren
- Rückmeldung über Verhaltensweisen geben, die der Empfänger ändern kann (nichts Unveränderliches kritisieren oder loben)
- Informationen geben, aber keine Änderungen fordern

Wenn der Feedback-Nehmer (z. B. ein Auszubildender) eine wertende Einschätzung wünscht oder erwartet, gilt:

- Das Positive zuerst ansprechen
- Nach Möglichkeit Ich-Botschaften formulieren („Was mir gut gefallen hat …“)
- Negativ bewertete Aspekte positiv formulieren („Was ich mir noch gewünscht hätte …“, oder „Noch mehr könntest Du erreichen, indem …“)

1 Kommunikation, Interaktion & Beratung

1.16 Feedback

Die Einsatznachbesprechung, in der die Mitglieder des Rettungsteams gemeinsam den Einsatzablauf reflektieren, dient der Qualitätssicherung und -weiterentwicklung. Dabei geben sich die Gesprächsteilnehmer auch gegenseitig Rückmeldung über ihr jeweiliges Verhalten (Feedback).

Beschreiben Sie anhand von Gesprächsregeln, wie Sie sich als Feedback-Empfänger verhalten.

1.16 Feedback

Als Feedback-Empfänger sollten Sie

- den Feedback-Geber ausreden lassen,
- aufmerksam zuhören,
- sich nicht rechtfertigen oder verteidigen (denn Feedback ist eine Beschreibung subjektiver Wahrnehmungen),
- bei Bedarf Verständnisfragen stellen sowie
- Wünsche nach Feedback zu bestimmten Aspekten äußern.

Am Schluss des Feedbackgesprächs sollten Sie

- ggf. mitteilen, wie die Rückmeldungen auf Sie gewirkt haben (in der Ich-Form sprechen!) und
- dem Feedback-Geber danken (unabhängig davon, wie das Feedback ausgefallen ist).

1 Kommunikation, Interaktion & Beratung

1.17 Diskussionsregeln

Im Rahmen einer Dienstbesprechung soll die Einführung eines neuen Qualitätsmanagementsystems diskutiert werden.

Nennen Sie Gesprächsregeln, die eine geordnete und erfolgreiche Diskussion ermöglichen.

1.17 Diskussionsregeln

Gesprächsregeln für die Teilnehmer an Diskussionen sind z. B.:

- Zuhören und ausreden lassen
- Wortbeiträge kurz fassen, keine langen Monologe halten
- Ich-Botschaften formulieren, insbesondere beim Äußern von Kritik
- Sachlich bleiben, nicht persönlich werden
- Positionen begründen, keine Killerphrasen (z. B. „Es kann ja wohl nicht angehen, dass …“) verwenden
- Beim Thema bleiben, nicht abschweifen bzw. nicht zu viele Themen in einen Wortbeitrag verpacken
- Es spricht immer nur eine Person, keine Nebengespräche führen
- Bei größeren Gruppen einen Moderator bestimmen

1 Kommunikation, Interaktion & Beratung

1.18 Einsatznachbesprechung

Die Einsatznachbesprechung, in der die Mitglieder des Rettungsteams gemeinsam den Einsatzablauf reflektieren, dient der Qualitätssicherung und -weiterentwicklung.

Beschreiben Sie, wie eine Einsatznachbesprechung effizient und strukturiert durchgeführt werden kann.

1.18 Einsatznachbesprechung

Die Einsatznachbesprechung sollte in einem entspannten und störungsfreien Rahmen umgehend nach Einsatzende durchgeführt werden.
Es empfiehlt sich, die Reflexion in drei Schritten durchzuführen:

1. **Beschreiben** der Situation (Was ist geschehen? Welche Maßnahmen wurden durchgeführt?)
2. Benennen der **positiv** wahrgenommenen Aspekte (Was hat mir gut gefallen?)
3. Benennen der **negativ** wahrgenommenen Aspekte (Was können wir verbessern?)

Das Beschreiben kann gut durch den Teamleiter erfolgen, der ggf. in einem moderierten Gespräch die Wahrnehmungen aller zusammenträgt.
Die Bewertung sollte der Reihe nach von jedem Mitglied des Teams aus seiner persönlichen Sicht vorgetragen werden. Dabei sind die **Regeln für gutes Feedback** (› Karte 15, › Karte 16) zu beachten.
Im Anschluss können die vorgetragenen Wahrnehmungen diskutiert und ein Fazit gezogen werden. Dabei sind die **Diskussionsregeln für die Teilnahme an Diskussionen** (› Karte 17) zu beachten.

1 Kommunikation, Interaktion & Beratung

1.19 Kommunikation mit Angehörigen

Sie werden gegen 7:30 Uhr in die Wohnung eines älteren Ehepaars gerufen. Die Frau berichtet, sie habe erfolglos versucht, ihren Ehemann zu wecken. Sie finden den etwa 65-jährigen Mann ohne Vitalzeichen im Bett liegend vor und stellen sichere Todeszeichen fest. Sie ergreifen daher keine Wiederbelebungsmaßnahmen und informieren die im Nebenraum wartende Ehefrau in angemessener Weise über Ihre Feststellungen.

Erläutern Sie anhand dieses Beispiels Grundsätze der Kommunikation mit Angehörigen in belastenden Situationen.

1.19 Kommunikation mit Angehörigen

Grundsätze der Kommunikation mit der Ehefrau in dieser Situation sind z. B.:

- Einfache Wortwahl
- Zügig die entscheidende Botschaft übermitteln (hier: Nennung der Tatsache „Tod“)
- Dem Informationsbedürfnis der Betroffenen nachkommen: erklären, Orientierung vermitteln
- Nur gesicherte Informationen geben, keine Mutmaßungen äußern oder unbegründete Hoffnungen wecken
- Trauerreaktionen zulassen: Betroffene reden lassen, Gefühlsausbrüche oder auch Stille aushalten
- Gegebenenfalls auch eigene Betroffenheit ausdrücken (Bedauern, Sprachlosigkeit)
- Floskeln (z. B. „Jeder muss einmal sterben“, „Alles wird gut“ o. Ä.) vermeiden
- Soziale Ressourcen mobilisieren: auf Wunsch Familienmitglieder, Nachbarn etc. benachrichtigen
- Bedürfnis nach weiterer Betreuung (PSNV-Kräfte) ermitteln
- Wiedererlangung der Handlungsfähigkeit der Betroffenen unterstützen (z. B. einfache Aufgaben/Tätigkeiten – sogenannte „Mini-Handlungen“ – selbst ausführen lassen)

1 Kommunikation, Interaktion & Beratung

1.20 Kommunikation mit Patienten mit einer sogenannten geistigen Behinderung

Für die Kommunikation mit Menschen mit einer sogenannten geistigen Behinderung oder mit eingeschränkter Sprachfähigkeit sollte die „Leichte Sprache“ verwendet werden.

Erläutern Sie dieses Konzept und nennen Sie Formulierungsgrundsätze der „Leichten Sprache“.

1.20 Kommunikation mit Patienten mit einer sogenannten geistigen Behinderung

Leichte Sprache ist eine speziell geregelte Ausdrucksweise der deutschen Sprache, die auf besonders leichte Verständlichkeit abzielt. Die Leichte Sprache soll Menschen, die aus unterschiedlichen Gründen über eine geringe Sprachkompetenz verfügen, das Verstehen erleichtern und dient damit der Teilhabe von Menschen mit Behinderungen am gesellschaftlichen Leben (sogenannte **Barrierefreiheit**).

Für die Formulierung in Leichter Sprache gelten folgende Grundsätze:

- Einfache, kurze Wörter benutzen
- Bekannte Wörter benutzen, eingeschränkten Wortschatz berücksichtigen
- Kurze Sätze bilden und einfachen Satzbau verwenden (Subjekt + Verb + Objekt)
- Nur eine Aussage pro Satz machen
- Immer dieselben Wörter für dieselben Dinge verwenden (z. B. nicht zwischen „Medikament“, „Tablette“ und „Arzneimittel“ hin- und herwechseln)
- Aktivformulierungen und Positivformulierungen verwenden (Verneinung vermeiden)
- Genitiv, Konjunktiv sowie Redewendungen und bildliche Sprache vermeiden

Beizubehalten sind aber

- korrekte Grammatik (z. B. nicht: „Du können laufen?“) und
- Höflichkeitsformen (Ansprache mit „Sie“, „Bitte“ und „Danke“ nicht vergessen!).

1 Kommunikation, Interaktion & Beratung

1.21 Crew Resource Management im Rettungsdienst

Notfallsanitäter prüfen bei Dienstantritt nicht nur Fahrzeug und Ausrüstung, sondern vergewissern sich auch bezüglich der Einsatzfähigkeit des Teams.

Erläutern Sie anhand des Merkschemas „AM I SAFE?“ Faktoren, die die Leistungsfähigkeit von Einsatzkräften beeinträchtigen können.

1.21 Crew Resource Management im Rettungsdienst

Der persönliche Check leistungsbeeinträchtigender Faktoren, die die Sicherheit im Einsatz gefährden können, erfolgt anhand der Checkliste **„AM I SAFE?“.**

Attitude	**A**	persönliche Einstellung, psychische Verfassung
Medication	**M**	Medikamenteneinfluss
Illness	**I**	Krankheit
Stress	**S**	privater oder beruflicher Stress
Alcohol	**A**	Alkohol-/Drogenkonsum
Fatigue	**F**	Müdigkeit/Erschöpfung/Schlafdefizit
Eating	**E**	Hunger, Durst

Tab. 1.2 Leistungsbeeinträchtigende Faktoren

1 Kommunikation, Interaktion & Beratung

1.22 Angst

Erläutern Sie den Begriff „Angst“ und nennen Sie die Grundregeln zum Umgang des Rettungsdienstes mit ängstlichen Patienten anhand der sogenannten „4-S-Regel“.

1.22 Angst

Angst ist ein Gefühl von beengender Bedrohung, Erregung und Hilflosigkeit, welches als belastend empfunden wird und körperliche Stressreaktionen hervorruft. Angst ist – im Gegensatz zur **Furcht vor etwas** – nicht auf ein Objekt bezogen. Die ängstliche Person kann daher keine konkrete Ursache identifizieren und dann bekämpfen oder vor ihr flüchten. Furcht ist handlungsleitend, Angst dagegen führt zur **Handlungsunfähigkeit.**

Im Umgang mit Patienten, die Angst verspüren, kann somit keine bestimmte Ursache beseitigt werden, vielmehr ist ein umfassendes Gefühl der Sicherheit zu vermitteln.

Dabei hilft die **„4-S-Regel":**

- **S**prich und höre zu.
- **S**age, dass Du da bist und dass etwas passiert.
- **S**uche vorsichtigen Körperkontakt.
- **S**chirme den Patienten vor Zuschauern und anderen belastenden Einflüssen ab.

1 Kommunikation, Interaktion & Beratung

1.23 Aggression

Sie treffen im Einsatz auf einen leicht alkoholisierten Mann, der bei einer Schlägerei eine Kopfplatzwunde erlitten hat und nach Angaben von Umstehenden kurzzeitig bewusstlos war.
Sie bemerken schon bei der ersten Kontaktaufnahme eine latente Aggressivität des Patienten.

Formulieren Sie für diese Einsatzsituation Verhaltensregeln im Umgang mit aggressiven Personen, um gewalttätige Übergriffe zu verhindern.

1.23 Aggression

Verhaltensregeln im Umgang mit aggressiven Personen sind z. B.:

- Jede Warnung oder Drohung ernst nehmen und deeskalierende Maßnahmen einleiten
- Respektvollen Abstand halten, keinen Körperkontakt aufnehmen, insbesondere kein Festhalten (auch gutgemeinte Nähe kann als Bedrohung wahrgenommen werden)
- Nicht von der Aggressivität des Gegenübers anstecken lassen
- Provokationen und Beschimpfungen nicht aufnehmen
- Höflich bleiben
- Sicherheit und (maßvolles) Selbstbewusstsein ausstrahlen (keine „Opfer-Signale" senden)
- Sich selbst zur Ruhe zwingen, Gespräch mit möglichst geringer eigener Anspannung führen
- Im Gespräch Bedürfnisse und Gefühle des Patienten ergründen, dabei offene Fragen stellen
- Keine ironischen oder sarkastischen Bemerkungen machen, Kommunikation auf die Sachebene fokussieren

1 Kommunikation, Interaktion & Beratung

1.24 Konfliktlösung

Nennen Sie Herangehensweisen zur Lösung eines Konflikts zwischen zwei Personen und erläutern Sie im Anschluss, welche Herangehensweise erforderlich ist, um ein „Win-win"-Ergebnis zu erzielen.

1.24 Konfliktlösung

Das Ergebnis einer Konfliktlösung hängt vom Durchsetzungsvermögen der Akteure und von deren Willen zur Mitarbeit ab.

Herangehensweisen	Geringe Bereitschaft zur Mitarbeit	Hohe Bereitschaft zur Mitarbeit
niedriges Durchsetzungsvermögen	**Konfliktvermeidung** „Lose-lose"-Ergebnis	**Nachgeben** „Lose-win"-Ergebnis
hohes Durchsetzungsvermögen	**Zwang** „Win-lose"-Ergebnis	**Zusammenarbeit** „Win-win"-Ergebnis

Tab. 1.3 Ergebnisse von Konfliktlösungen

Ein „Win-win-Ergebnis" setzt voraus, dass die Konfliktbeteiligten sich einerseits ihrer eigenen Interessen bewusst sind und diese deutlich machen können (Durchsetzungsvermögen), andererseits jedoch bereit sind, aktiv an der Auflösung des Konflikts mitzuarbeiten. Auf diese Weise kann ein optimaler Interessenausgleich gefunden werden, bei dem alle Seiten einen Teil ihrer Interessen verwirklichen können.

1 Kommunikation, Interaktion & Beratung

1.25 Stress

Erklären Sie den Begriff „Stress" und beschreiben Sie den Unterschied zwischen „Eustress" und „Disstress".

1.25 Stress

Stress ist ein natürlicher Mechanismus, mit dem sich der Körper physisch und psychisch in die Lage versetzt, auf schnell wechselnde Lebensumstände effektiv zu reagieren. Dies gilt in besonderem Maße für plötzliche, anstrengende Situationen wie Flucht oder Angriff. Die Stressreaktion entspricht einer Aktivierung der leistungsfördernden Funktionen im gesamten Organismus.
Positiver Stress, der zur Gesundheit des Organismus beiträgt und zur Bewältigung schwieriger Aufgaben befähigt, wird als **Eustress** bezeichnet (Beispiele: Leistungssport, Lampenfieber).
Negativer Stress, der vom Organismus als unangenehm und überfordernd empfunden wird, heißt **Disstress.** Disstress kann physische und psychische Krankheitssymptome hervorrufen.
Ob Stress als Eu- oder Disstress empfunden wird, hängt von der Intensität, Häufigkeit und Dauer der Belastung sowie von der individuellen emotionalen Bewertung der auslösenden Umstände (Stressoren) ab.

1 Kommunikation, Interaktion & Beratung

1.26 Stress

Erklären Sie den Begriff „Stressor“ und beschreiben Sie Strategien zur Reduzierung von Stress im Rettungsdiensteinsatz.

1.26 Stress

Als **Stressoren** oder Stressfaktoren werden alle Reize bezeichnet, die Stressreaktionen auslösen. Stressoren sind sowohl innere als auch äußere Reize und können vom Organismus positiv (Eustress) oder negativ (Disstress) bewertet werden.
Während eines Rettungseinsatzes steht bei der Stressbekämpfung die Minimierung des Stresslevels durch **Reduktion der Stressoren** oder durch **kurzfristigen Stressabbau** im Vordergrund.
Dies erfolgt z. B. durch:

- Bestmögliche Vorbereitung auf den Einsatz (Materialorganisation, Materialcheck, Training)
- Ausschaltung vermeidbarer Stressoren während des Einsatzes (Störfaktoren weitestgehend eliminieren, z. B. unnötigen Lärm, störende Personen)
- Kurzfristige Entspannung („Time-out“)
- Abreagieren
- Wahrnehmungsablenkung, positive Selbstgespräche

Des Weiteren kann vorbeugend die **Stressresistenz** der Einsatzkräfte erhöht werden durch:

- Mentale Vorbereitung auf belastende Situationen
- Reduzierung von sonstigen privaten und beruflichen Belastungen
- Stressbewältigungstraining

1 Kommunikation, Interaktion & Beratung

1.27 Stressbewältigung

Beschreiben Sie den langfristigen Auf- und Abbau des persönlichen Stresslevels und leiten Sie aus diesen Mechanismen Strategien zur langfristigen Stressbewältigung und -vermeidung für das Rettungsdienstpersonal ab.

1.27 Stressbewältigung

Der persönliche Stresslevel resultiert aus dem Verhältnis zwischen psychischen und körperlichen **Belastungen** und **Entlastungen** („Fassmodell"). Belastende Einflüsse entstehen nicht nur im beruflichen Umfeld, sondern auch im familiären Bereich und durch Freizeitverpflichtungen (z. B. Vereine). Entlastung bringen z. B. Schlaf, Bewegung, Genuss.

Eine langfristige Stressbewältigung ist durch eine Verringerung belastender Einflüsse (z. B. Stressorenanalyse, Zeitmanagement) sowie eine Stärkung entlastender Tätigkeiten (z. B. Freizeitaktivitäten, Sport) möglich. Durch gezielte Trainingsmaßnahmen kann die individuelle Belastungsgrenze erhöht werden.

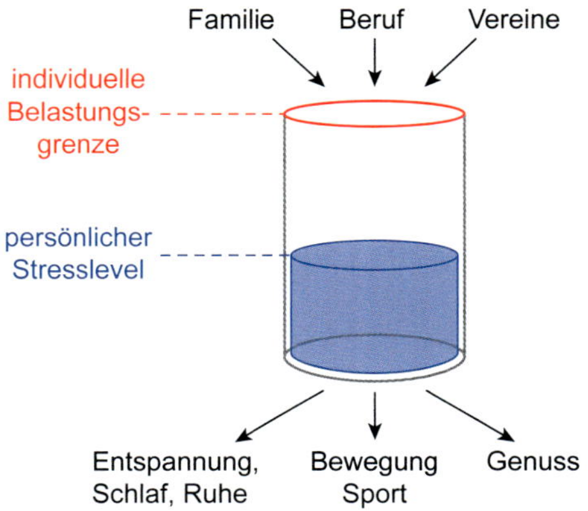

Abb. 1.3 Fassmodell des Stresslevels (Vulnerabilitäts-Stress-Modell) [M987/L231]

1 Kommunikation, Interaktion & Beratung

1.28 Disstress-Symptome

Nennen Sie körperliche, kognitive und emotionale Zeichen, anhand derer Sie bei sich selbst und bei Ihren Kollegen Disstress-Reaktionen erkennen können.

1.28 Disstress-Symptome

Die nachfolgende Tabelle gibt einen Überblick über typische Anzeichen von Disstress-Reaktionen.

Körperliche Symptome	Kognitive Symptome	Emotionale Symptome
• körperliche Unruhe, Zittern • Herzklopfen • Appetitlosigkeit • Gastritis • häufige Müdigkeit • Schlafstörungen • häufiger Kopf- und Rückenschmerz • erhöhte Infektanfälligkeit • sexuelle Funktionsstörungen	• Konzentrationsstörungen • Gedächtnisstörungen • Scheuklappeneffekt, Tunnelblick • Alpträume	• Gereiztheit • Nervosität • erhöhte Schreckhaftigkeit • Unzufriedenheit • depressive Verstimmung • Entscheidungsschwäche • sozialer Rückzug • Suchtverhalten

Tab. 1.4 Disstress-Symptome

1 Kommunikation, Interaktion & Beratung

1.29 Burnout-Syndrom I

Erklären Sie den Begriff „Burnout“ und skizzieren Sie den typischen Entwicklungsverlauf dieser Störung.

1.29 Burnout-Syndrom I

Das **Burnout-Syndrom** ist ein Zustand psychischer und körperlicher Erschöpfung („Ausgebranntsein“), der durch übersteigerte Arbeitsanstrengung im beruflichen oder privaten Bereich ausgelöst wird.
Ein Burnout-Syndrom entsteht meist in einem längeren Entwicklungsprozess, der durch ein Stadienmodell (› Karte 30, Burnout-Syndrom II, › Abb. 1.4) beschrieben werden kann.

1 Kommunikation, Interaktion & Beratung

1.29 Burnout-Syndrom II

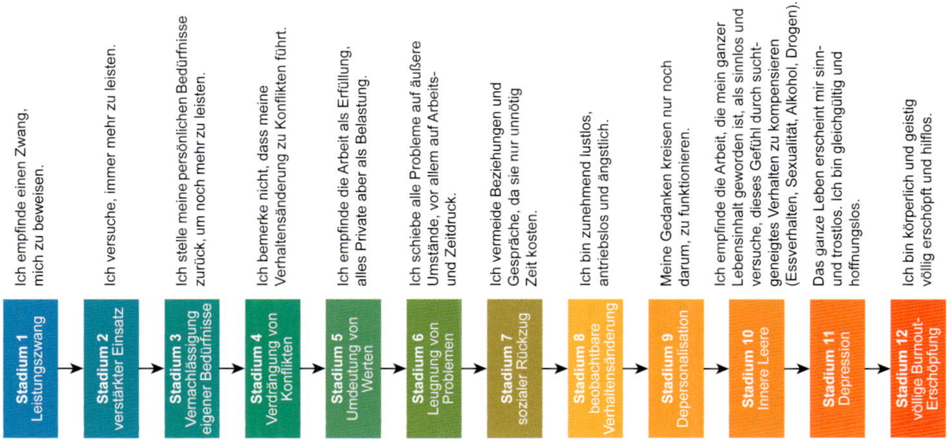

Abb. 1.4 Burnout-Stadien nach *Freudenberger* und *North* [M987/L231]

1 Kommunikation, Interaktion & Beratung

1.30 Posttraumatische Belastungsstörung

Erläutern Sie den Begriff „Posttraumatische Belastungsstörung“ und nennen Sie typische Symptome dieser Störung.

1.30 Posttraumatische Belastungsstörung

Die **Posttraumatische Belastungsstörung** (PTBS, engl. PTSD) ist eine psychische Erkrankung, die längere Zeit (> 1 Monat) nach einem Ereignis auftreten kann, bei dem große Angst oder Hilflosigkeit erlebt wurde **(psychisches Trauma).**
Ursache der PTBS ist eine unzureichende Verarbeitung der Erlebnisse. Bei normaler psychischer Verarbeitung klingt die **akute Belastungsreaktion** nach einem traumatischen Erlebnis innerhalb weniger Wochen ab. Im Fall der PTBS fehlt diese Verarbeitung, vielmehr kommt es durch **Chronifizierung der Belastungssymptome** zu einer psychischen Störung.
Die Belastungsstörung verbirgt sich daher oft hinter einer Vielzahl unspezifischer psychosomatischer Symptome.
Zu den Symptomen einer gestörten Belastungsverarbeitung gehören vor allem:

- Dauerhaft erhöhte Erregung (Schlafstörung, Reizbarkeit, Schreckhaftigkeit)
- Häufiges und intensives Wiedererleben der Ereignisse in Gedanken und Träumen
- Zwanghafte Vermeidung von Reizen, die an das traumatische Ereignis erinnern
- Dauerhafte Verminderung der Leistungsfähigkeit durch starke Disstress-Symptome
- Verminderung der Beziehungsfähigkeit (soziale Isolation)

Bleibt eine PTBS unerkannt bzw. unbehandelt, so besteht die Gefahr, dass sie in ein schweres depressives Syndrom mit hoher Suizidalität übergeht.

1 Kommunikation, Interaktion & Beratung

1.31 Psychosoziale Notfallversorgung

Sie absolvieren einen Rettungseinsatz, bei dem eine große psychische und soziale Belastung für den Patienten und sein persönliches Umfeld besteht (z. B. Todesfall, schweres Trauma, Gewaltverbrechen).

Beschreiben Sie Unterstützungsangebote, die Sie den Angehörigen vermitteln können.

1.31 Psychosoziale Notfallversorgung

Angebote der psychosozialen Notfallversorgung, die sich an von einem Notfall betroffene Personen aus der Allgemeinbevölkerung richten, sind z. B.:

- **Basis-Krisenintervention:** Begleitung von Betroffenen in der Akutphase durch das Rettungsdienstpersonal
- **Kriseninterventionsteams (KIT):** Spezialisierte Einheiten der Rettungsorganisationen zur psychosozialen Betreuung
- **Notfallseelsorge:** Angebot der Kirchen zur seelsorgerischen Betreuung von Notfallbetroffenen
- **Weißer Ring:** bundesweit und flächendeckend tätiger Verein zur Begleitung und Unterstützung von Opfern krimineller Delikte, insbesondere Gewaltverbrechen

1 Kommunikation, Interaktion & Beratung

1.32 Psychosoziale Notfallversorgung

Sie absolvieren einen Rettungseinsatz, bei dem eine große psychosoziale Belastung für das eingesetzte Rettungsdienstpersonal besteht.

Beschreiben Sie Unterstützungsangebote, die Sie und Ihre Kollegen in Anspruch nehmen können.

1.32 Psychosoziale Notfallversorgung

Für die Nachbereitung von belastenden Einsätzen stehen verschiedene Konzepte zur Verfügung. Die bekanntesten Angebote sind **CISM** (Critical Incident Stress Management) und **SbE** (Stressbearbeitung nach belastenden Einsätzen).

Diese Angebote der psychosozialen Notfallversorgung, die sich an betroffene Einsatzkräfte richten, können auf verschiedenen Stufen in Anspruch genommen werden:

- **Peer-Betreuung:** Einsatznachbereitung mit Unterstützung durch Kollegen (Peers)
- **Defusing, Debriefing:** strukturierte Einsatznachbearbeitung durch spezielle PSNV-Kräfte (z. B. Kriseninterventionsteams, Psychologen/Psychotherapeuten)
- **Seelsorge bei Feuerwehr und Rettungsdienst:** Angebot der Kirchen zur seelsorgerischen Betreuung von Einsatzkräften

1 Kommunikation, Interaktion & Beratung

1.33 Kommunikation und Interaktion mit Ersthelfern

Bei einem Rettungseinsatz unter dem Alarmierungsstichwort „hilflose Person" finden Sie überraschend einen reanimationspflichtigen Patienten vor. Sie entscheiden sich, einen Passanten mit der Nachalarmierung des Noteinsatzfahrzeugs (NEF) zu beauftragen.

Formulieren Sie Anweisungen, die Sie an den Passanten richten, und erläutern Sie anhand dieses Beispiels grundsätzliche Regeln zur Interaktion mit Ersthelfern.

1.33 Kommunikation und Interaktion mit Ersthelfern

Die Anweisungen an den Passanten könnten wie folgt lauten:

Formulierung	Grundsatz
Hallo, entschuldigen Sie.	Person gezielt ansprechen
Wir brauchen Ihre Hilfe!	Motivation zum Handeln erzeugen
Gehen Sie bitte zum Telefon und wählen Sie „112“.	klare Handlungsanweisungen geben; einfache Aufträge vergeben, die die Helfer nicht überfordern
Sagen Sie, dass wir einen Notarzt brauchen.	kurz fassen, verständliche Ausdrucksweise verwenden
Kommen Sie danach bitte wieder zu uns.	Durchführung und Erfolg der übertragenen Maßnahmen kontrollieren

Tab. 1.5 Kommunikation mit dem Passanten

Weitere Kommunikations- und Interaktionsgrundsätze sind:

- Beim Sprechen Blickkontakt halten
- Langsam und deutlich sprechen
- Ruhe ausstrahlen
- Für Unterstützung, Rücksicht und Verständnis danken

1 Kommunikation, Interaktion & Beratung

1.34 Interaktion mit Eltern

Beschreiben Sie Vorteile der Anwesenheit eines Elternteils bei der Versorgung von Kindern durch den Rettungsdienst.

1.34 Interaktion mit Eltern

Die Anwesenheit eines Elternteils bietet zahlreiche Vorteile, so z. B.:

- Die Anwesenheit einer engen Bezugsperson vermittelt dem Kind Sicherheit.
- Das Beisein eines Elternteils kann die Kommunikation mit dem Kind erleichtern. Aufgrund der noch unvollständig entwickelten sprachlichen Fähigkeiten kommunizieren Kinder mit ihren Eltern am besten.
- Eltern kennen meist alle notwendigen Daten und Informationen über das Kind.
- Eltern können viele Maßnahmen (Fieber messen, Sensoren aufkleben, Inhalationsmaske aufsetzen/festhalten, Zäpfchen verabreichen) am Kind selbst durchführen, was für das Kind weniger angsteinflößend ist.
- Sorgeberechtigte Eltern können wirksam für das Kind in Behandlungs- und Transportmaßnahmen einwilligen.

1 Kommunikation, Interaktion & Beratung

1.35 Interaktion mit Kindern

Sie versorgen ein vierjähriges Kind, das sich im Kindergarten beim Sturz von einem Klettergerüst am Arm verletzt hat.

Beschreiben Sie Regeln, nach denen Sie sich bei Ihrer Kommunikation mit dem Kind richten.

1.35 Interaktion mit Kindern

Regeln für die Kommunikation mit Kindern sind z. B.:

- Kommunikation sollte **auf Augenhöhe** stattfinden
- Bei der Unterhaltung eine **altersgerechte Sprache** verwenden, d. h. deutlich sprechen und den eingeschränkten Wortschatz des Kindes beachten
- Kinder mit **Namen** ansprechen, im Gespräch verniedlichende Übernamen wie „kleine Maus" o. ä. vermeiden
- Eine **Bezugsperson** des Kindes (hier: Erzieher) einbeziehen
- Alle Gegenstände, Geräte und Maßnahmen, die am Kind zum Einsatz kommen müssen, **zeigen und erklären;** Kinder haben im Regelfall kaum Erfahrungen mit (notfall-) medizinischen Maßnahmen
- Körperkontakt wie auch beim Erwachsenen vorsichtig herstellen; die Intensität des **Körperkontaktes** durch das Kind bestimmen lassen
- Äußerungen und Wünsche des Kindes **ernst nehmen** und nach Möglichkeit berücksichtigen
- Auch zur Beruhigung nie die Unwahrheit sagen (z. B. „Der Piekser tut nicht weh."), da sonst das **Vertrauen** nachhaltig zerstört wird
- Für **Ablenkung** während der Durchführung von Maßnahmen sorgen, z. B. durch Zeigen/ Erklären von interessanten Dingen

1 Kommunikation, Interaktion & Beratung

1.36 Interaktion mit Demenzpatienten

Sie transportieren einen Patienten, der an **Demenz** leidet, zur Behandlung einer Armfraktur in ein Krankenhaus. Der Patient ist körperlich wenig beeinträchtigt und wird zu Hause von Angehörigen betreut, sodass keine Dokumentation eines Pflegedienstes existiert.

Erläutern Sie, welche Informationen über Demenzpatienten für das Pflegepersonal im Krankenhaus hilfreich sein können.

1.36 Interaktion mit Demenzpatienten

Da für Demenzpatienten erkrankungsbedingt eine **vertraute Umgebung** besonders wichtig ist, können zusätzliche Hinweise, die über die allgemeinen Informationen zum Patientenzustand und zu den Aktivitäten des täglichen Lebens hinausgehen, eine patientengerechte Pflege erleichtern.

Von besonderer Bedeutung sind Informationen über **Gewohnheiten** der Patienten, die z. B. auf dem „Informationsbogen über Patienten mit einer Demenz bei Aufnahme ins Krankenhaus“ der Deutschen Alzheimergesellschaft e. V. festgehalten werden können:

- Nähe- und Distanzverhalten
- Gewohnheiten und Rituale im Tagesverlauf
- Feste Zeiten (z. B. Essen, Schlafen, Toilettengang)
- Gewohnheiten in bestimmten Situationen (zum Einschlafen, in Stresssituationen)
- Vorlieben und Abneigungen
- Besonderer Bezug zu bestimmten Gegenständen, Kleidungsstücken etc.
- Ängste
- Weglauftendenzen

1 Kommunikation, Interaktion & Beratung

1.37 Interaktion mit blinden Patienten

Beschreiben Sie Grundsätze für den Umgang und die Kommunikation des Rettungsdienst-personals mit blinden Patienten.

1.37 Interaktion mit blinden Patienten

Grundsätze für den Umgang des Rettungsdienstpersonals mit blinden Patienten sind z. B.:

- Jede Annäherung und Berührung klar und deutlich ankündigen
- Auch scheinbar banale Tätigkeiten erklären
- Räumliche Orientierung durch mündliche Information vermitteln (wo wir sind, wo wir uns hinbewegen, was sich um uns herum befindet)
- Bevor körperliche Unterstützung (z. B. Führen, Übernahme von Tätigkeiten) geleistet wird, den Patienten fragen, ob er Hilfe benötigt
- Gehfähige Patienten mit Blindenführhund nach Möglichkeit nicht voneinander trennen (Schutzinstinkt des Tieres), Hund beim Transport mitnehmen

1 Kommunikation, Interaktion & Beratung

1.38 Interaktion mit hörgeschädigten Patienten

Beschreiben Sie Grundsätze für den Umgang und die Kommunikation des Rettungsdienstpersonals mit hörgeschädigten Patienten.

1.38 Interaktion mit hörgeschädigten Patienten

Grundsätze für den Umgang des Rettungsdienstpersonals mit hörgeschädigten Patienten sind z. B.:

- Vor dem Sprechen Blickkontakt aufnehmen
- Langsam und deutlich sprechen (dadurch entsteht eine gut sichtbare Bewegung der Lippen)
- Nicht zwanghaft lauter sprechen (dabei fällt man leicht in eine höhere Tonlage, die wiederum schwerer zu verstehen ist)
- Bei gehörlosen Patienten das Gesagte durch eine Bezugsperson in die Gebärdensprache übersetzen lassen
- Gegebenenfalls schriftlich kommunizieren

1 Kommunikation, Interaktion & Beratung

1.39 Interaktion mit suizidalen Patienten

Sie werden zu einem Patienten gerufen, **der Selbsttötungsabsichten** geäußert hat.

Beschreiben Sie Grundsätze für den Umgang und die Kommunikation des Rettungsdienstpersonals mit suizidalen Patienten.

1.39 Interaktion mit suizidalen Patienten

Grundsätze für den Umgang und die Kommunikation des Rettungsdienstpersonals mit suizidalen Patienten sind z. B.:

- Die Suizidabsicht offen ansprechen
- Nach dem Anlass für die Suizidabsicht fragen
- Aktiv zuhören
- Vorwurfsvolle oder abwertende Äußerungen vermeiden
- Verstärken von nichtsuizidalen Einstellungen und Verhaltensweisen
- Die Wahrnehmungsverengung („Tunnelblick") des Patienten erweitern
- Wiederherstellung der Handlungsfähigkeit unterstützen (Mini-Handlungen)
- Eigene Maßnahmen ansprechen und Zustimmung einholen
- Keine Gewalt anwenden

1 Kommunikation, Interaktion & Beratung

1.40 Interaktion mit Pressevertretern

Erläutern Sie die Rechte von Journalisten an Einsatzstellen des Rettungsdienstes und zeigen Sie auf, wo die Grenzen der Berichterstattung liegen.

1.40 Interaktion mit Pressevertretern

In Deutschland garantiert Art. 5 GG die **Freiheit der Berichterstattung durch die Presse.** Journalisten dürfen also ungehindert ihrer Tätigkeit nachgehen, solange nicht ein legitimer Grund vorliegt, der das Recht auf Berichterstattung einschränkt.
Im öffentlichen Raum gilt grundsätzlich, dass sich Journalisten zum Zwecke der Presseberichterstattung frei bewegen und ungehindert ihrer Tätigkeit nachkommen dürfen.
Politiker und Behördenvertreter (also auch Einsatzleiter der Gefahrenabwehrbehörden) sind gegenüber der Presse in besonderem Maße zur Information verpflichtet.
Die Pressefreiheit findet jedoch hinsichtlich der folgenden Aspekte ihre **Grenzen:**

- **Persönlichkeitsrechte** der Betroffenen: Journalisten haben kein Recht, in den Privatbereich von Personen (Wohnung, Privatgrundstück) einzudringen. Informationen aus dem Privatbereich (private Geheimnisse) sind durch die Schweigepflicht des Rettungsdienstpersonals geschützt.
- **Öffentliche Sicherheit:** Die Pressearbeit darf nicht zu einer Behinderung von Rettungsmaßnahmen oder einer erheblichen Eigengefährdung des Journalisten selbst führen.
- **Recht am eigenen Bild:** Jeder Mensch kann verlangen, nicht fotografiert zu werden bzw. auf Fotografien im öffentlichen Raum bei Veröffentlichung unkenntlich gemacht zu werden.

1 Kommunikation, Interaktion & Beratung

1.41 Interaktion mit Pressevertretern

Sie sind bei einem Verkehrsunfall als einziges Rettungsmittel im Einsatz. Sie haben eine verletzte Person versorgt und in den Rettungswagen (RTW) verbracht, wo sie von Ihrem Kollegen betreut wird. Als Sie in das Fahrzeug einsteigen wollen, um den Kliniktransport vorzubereiten, stellt Ihnen ein Journalist, der sich als Vertreter einer lokalen Zeitung ausweist, folgende Frage:
„Können Sie mir sagen, wie es zu dem Unfall gekommen ist? Stimmt es, dass der Bürgermeister unter den Verletzten ist? Ist er schwer verletzt?"

Beschreiben Sie anhand dieser Situation Grundregeln der Kommunikation des Rettungsdienstpersonals mit Pressevertretern und formulieren Sie Ihre Antwort an den Journalisten.

1.41 Interaktion mit Pressevertretern

Grundregeln der Kommunikation mit Pressevertretern sind:

- Höflich auftreten, Konflikte vermeiden und Journalisten nicht in ihrer Arbeit behindern oder vorschnell abweisen (Recht auf Berichterstattung)
- Kommunikation auf ein Mindestmaß reduzieren, denn Rettungsmaßnahmen dürfen nicht behindert oder verzögert werden. Nur allgemeine Informationen geben! Wann immer möglich, an Pressesprecher/Einsatzleiter oder entsprechende verantwortliche Person verweisen
- Bei Verweigerung von Auskünften oder Zurückweisung von der Arbeits- oder Gefahrenstelle um Verständnis bitten. Dem Eindruck entgegenwirken, Sie hätten etwas zu verbergen!
- Zuständigkeiten beachten: Informationen gibt immer der Fachdienst heraus, in dessen Zuständigkeit diese gehören (z. B. Unfallhergang/Schuldfragen – Polizei, Gefährdungen für die Bevölkerung – Feuerwehr/Ordnungsamt)
- Für Bild- und Toninterviews immer an Pressesprecher/Einsatzleitung verweisen

Eine mögliche Antwort wäre: „Wir haben eine verletzte Person versorgt. Sie muss im Krankenhaus behandelt werden. Für Fragen zum Unfallhergang können Sie sich an die Beamten der Polizei wenden. Bitte haben Sie Verständnis, dass ich mich jetzt um die weitere Versorgung des Verletzten kümmern muss. Sollten Sie später noch Fragen haben, können Sie sich beim Pressesprecher der Feuerwehr XY melden."

1 Kommunikation, Interaktion & Beratung

1.42 Interaktion mit der Polizei

Sie treffen bei einem Verkehrsunfall zeitgleich mit den Einsatzkräften der Polizei ein.

Erläutern Sie Unterschiede hinsichtlich der Arbeitsweise und der Ziele, die zu Konflikten und Kommunikationsproblemen zwischen Rettungsdienst und Polizei führen können.

1.42 Interaktion mit der Polizei

Unterschiede finden sich z. B. in folgenden Bereichen:

	Polizei	Rettungsdienst/Feuerwehr
Zielstellung der Erstmaßnahmen	• Abwehr von Gefahren für die öffentl. Sicherheit (Absicherung des Verkehrs) • Erhalten von Spuren und Festhalten von Personen bis zur Unfallaufnahme	Abwehr akuter Gefahren für die verletzten Personen
Primäre Zielstellung der weiteren Maßnahmen	• Identifizieren der Unfallbeteiligten • Feststellen des Unfallhergangs • Dokumentation von Sachverhalten und Sicherung von Spuren für die rechtl. Beurteilung des Unfalls • Sichern der öffentl. Ordnung (Wiederherstellen des Verkehrsflusses, Verkehrslenkung)	• zügige Befreiung von Verletzten • ungehinderte Behandlung • zügiger Transport
Arbeitsweise	• Markierungs- und Sicherungsarbeiten • Beobachtung • organisatorische und administrative Tätigkeiten • Kommunikationsprozesse moderieren • frühzeitige und sorgfältige Dokumentation an der Einsatzstelle	• z. T. aufwendige, körperl. anstrengende und gefährliche medizin. und techn. Maßnahmen • umfangreichere Dokumentationsmaßnahmen meist erst nach dem Verlassen der Einsatzstelle

Tab. 1.6 Unterschiede zwischen polizeilicher und nichtpolizeilicher Gefahrenabwehr

1 Kommunikation, Interaktion & Beratung

1.43 Palliativmedizin

Sie treffen in einem Notfalleinsatz auf eine 80-jährige Patientin mit einer schweren Krebserkrankung. Die Angehörigen berichten Ihnen, die Patientin sei kürzlich aus dem Krankenhaus entlassen worden und werde jetzt vom Hausarzt palliativ behandelt.

Erläutern Sie die Bedeutung des Begriffs „Palliativmedizin“.

1.43 Palliativmedizin

Der Begriff **Palliativmedizin** beschreibt die Behandlung von Patienten mit einer Erkrankung, die so weit fortgeschritten ist, dass heilende Maßnahmen keine Aussicht mehr auf Erfolg versprechen. Insofern steht sie im Gegensatz zur üblichen **Kurativmedizin,** die alle Behandlungsmaßnahmen zur Vorbeugung und Heilung von Krankheiten umfasst.
Ziel der **palliativen Behandlung** ist das Beherrschen von Schmerzen und anderen körperlichen und psychischen Beschwerden während der verbleibenden Lebenszeit.

1 Kommunikation, Interaktion & Beratung

1.44 Palliativmedizinische Versorgung

Sie werden zu einem Patienten mit einem Tumorleiden gerufen, der über Luftnot klagt. Bei der Versorgung in der Wohnung erfahren Sie, dass der Patient von einem Palliativteam im Rahmen einer **spezialisierten ambulanten Palliativversorgung** (SAPV) betreut wird.

Erklären Sie diese Einrichtung und die besonderen Unterstützungsmöglichkeiten bei der Versorgung betroffener Patienten.

1.44 Palliativmedizinische Versorgung

Die **spezialisierte ambulante Palliativversorgung** (gemäß § 37b SGB V) dient der medizinischen Versorgung von Patienten, bei denen die allgemeine ambulante Palliativversorgung durch den Hausarzt nicht ausreicht.

Ein **Palliative Care Team** sichert die Versorgung der betroffenen Patienten durch die ständige Verfügbarkeit eines Arztes mit einer Zusatzausbildung in der Palliativmedizin und einer Pflegefachkraft, die für die Patienten, ihre Angehörigen und auch den Rettungsdienst rund um die Uhr erreichbar sind. Das Palliativteam verfügt auch über einen Notfallvorrat an Betäubungsmitteln für den unvorhersehbaren, dringenden und kurzfristigen Bedarf der Patienten.

Ziel der Arbeit eines Palliative Care Teams ist, die Bedürfnisse und Wünsche der Patienten und ihrer Angehörigen zu verwirklichen, insbesondere den Wunsch, nicht im Krankenhaus, sondern zu Hause möglichst schmerzfrei zu sterben.

1 Kommunikation, Interaktion & Beratung

1.45 Umgang mit Verstorbenen und Hinterbliebenen

Sie werden gegen 7:30 Uhr in die Wohnung eines älteren Ehepaars gerufen. Die Frau berichtet, sie habe erfolglos versucht, ihren Ehemann zu wecken. Sie finden den etwa 65-jährigen Mann ohne Vitalzeichen im Bett liegend vor und stellen sichere Todeszeichen fest.
Nachdem Sie der Ehefrau mitgeteilt haben, dass ihr Ehemann verstorben ist, erklären Sie ihr das weitere Vorgehen.

Erläutern Sie anhand dieses Beispiels die weiteren Maßnahmen im Umgang mit einer verstorbenen Person und den Hinterbliebenen.

1.45 Umgang mit Verstorbenen und Hinterbliebenen

Zu den weiteren Maßnahmen im Umgang mit dem verstorbenen Patienten zählen:

- Umgehende Veranlassung einer ärztlichen Leichenschau (kann auch durch den Hausarzt oder den ärztlichen Bereitschaftsdienst erfolgen)
- Dokumentation der eigenen Befunde und Maßnahmen
- Keine unnötigen Veränderungen an der Leiche vornehmen
- Bei Hinweisen, die den Verdacht eines unnatürlichen Todes begründen könnten, Leichnam und Auffindeort vor Veränderungen schützen
- Bei Verdacht einer kriminellen Handlung umgehend die Polizei informieren

Die weiteren Maßnahmen im Umgang mit der Ehefrau sind z. B.:

- Zugang zum Leichnam ermöglichen, Abschied nehmen lassen
- Soweit möglich, einen würdigen Zustand des Toten herstellen (aber eventuelle Veränderungen dokumentieren!)
- Informationsbedürfnis befriedigen: Erklären der durchgeführten Maßnahmen
- Information über die weiteren Maßnahmen: Hinzuziehen eines Arztes, Pflicht zum Abtransport des Leichnams durch ein Bestattungsunternehmen (in den meisten Bundesländern innerhalb von 36 bzw. 48 Stunden)

1 Kommunikation, Interaktion & Beratung

1.46 Ärztlicher Bereitschaftsdienst (ÄBD)

Sie treffen in einem Notfalleinsatz an einem Sonntagmorgen auf einen Patienten mit Symptomen eines grippalen Infekts. Der Patient ist über das Eintreffen des Rettungswagens verwundert und gibt an, eigentlich nur einen Arzt sprechen zu wollen.

Erklären Sie dem Patienten die Gesundheitsdienstleistung „Ärztlicher Bereitschaftsdienst" und beschreiben Sie dessen Erreichbarkeit und Leistungen.

1.46 Ärztlicher Bereitschaftsdienst (ÄBD)

Der **Ärztliche Bereitschaftsdienst** (ÄBD, im SGB V noch als „Ärztlicher Notdienst“, ÄND, bezeichnet) wird von den Kassenärztlichen Vereinigungen sichergestellt und ist bundesweit unter der einheitlichen und kostenlosen **Rufnummer 116 117** erreichbar.
Der ÄBD behandelt außerhalb der üblichen Sprechstundenzeiten Patienten, die normalerweise einen niedergelassenen Arzt in der Praxis aufsuchen würden, aber aus medizinischen Gründen nicht bis zur nächsten Praxisöffnungszeit warten können.
Die **Dienstzeiten** des ÄBD sind daher in der Regel:

- Montag, Dienstag und Donnerstag von 18 Uhr bis 8 Uhr des Folgetages
- Mittwoch und Freitag von 12 Uhr bis 8 Uhr des Folgetages
- Wochenende und Feiertage: rund um die Uhr

In dieser Zeit bietet der ÄBD sowohl **Hausbesuche** als auch **Sprechzeiten** in der Bereitschaftsdienstpraxis an.
Für akute **Zahn- und Augenerkrankungen** werden besondere Bereitschaftsdienste organisiert, die ausschließlich die Behandlung in einer Praxis anbieten.

1 Kommunikation, Interaktion & Beratung

1.47 Sozialpsychiatrischer Dienst

Sie treffen in einem Notfalleinsatz auf einen Patienten mit Anzeichen einer bereits länger bestehenden **psychischen Erkrankung** und einem problematischen sozialen Umfeld. Sie stellen jedoch weder eine akute medizinische Behandlungsbedürftigkeit noch Hinweise auf eine Eigen- oder Fremdgefährdung fest. Besorgte Angehörige des Patienten haben Sie alarmiert und bitten Sie um Hilfe.

Erklären Sie den Angehörigen die Einrichtung „Sozialpsychiatrischer Dienst" und beschreiben Sie dessen Aufgaben und Befugnisse.

1.47 Sozialpsychiatrischer Dienst

Der **Sozialpsychiatrische Dienst** gewährt Beratung und Hilfen für Menschen mit psychischen, gerontopsychiatrischen und Suchterkrankungen und ist Teil des öffentlichen Gesundheitsdienstes der Kommunen. Jeder Bürger hat Anspruch auf kostenfreie Hilfen und Beratung durch den Sozialpsychiatrischen Dienst.
Wichtige **Aufgaben** des Sozialpsychiatrischen Dienstes sind:

- Beratung von Hilfesuchenden, Angehörigen und Personen des sozialen Umfelds
- Hilfe für Personen, die aus stationärer psychiatrischer Behandlung entlassen werden
- Regelmäßige Durchführung von psychiatrischen Sprechstunden
- Durchführung von Hausbesuchen, um die Wohnsituation und das soziale Umfeld kennenzulernen
- Zusammenarbeit mit allen Diensten und Einrichtungen, die an der Betreuung und Behandlung psychisch Erkrankter beteiligt sind
- Ausübung von Zwangsbefugnissen zur Durchführung von Schutzmaßnahmen (ärztliche Untersuchung, Unterbringung in psychiatrischen Einrichtungen)

Gesetzliche Grundlage sind die **Psychischkrankengesetze** der Bundesländer. Diese beinhalten in der Regel auch eine Verpflichtung der Behörden zur Benachrichtigung des Sozialpsychiatrischen Dienstes, wenn der Verdacht besteht, dass psychisch kranke Menschen Hilfen benötigen.

1 Kommunikation, Interaktion & Beratung

1.48 Akute Pflegebedürftigkeit

Sie versorgen an einem Samstagnachmittag eine 67-jährige Patientin, die bei der Hausarbeit gestürzt ist und eine Oberschenkelhalsfraktur erlitten hat. Die Patientin bittet Sie, ihren schwer dementen Ehemann, um den sie sich allein in dem gemeinsamen Haus kümmert, mit ins Krankenhaus zu nehmen. Angehörige, die dessen Betreuung übernehmen könnten, gibt es nicht.

Beschreiben Sie anhand dieses Beispiels Möglichkeiten zur kurzfristigen und vorübergehenden Versorgung pflegebedürftiger Menschen.

1.48 Akute Pflegebedürftigkeit

Das Sozialsystem sieht für die vorübergehende Pflege und Betreuung von pflegebedürftigen Personen in Krisensituationen (z. B. Krankheit der Pflegeperson) zwei Angebote vor:

- Die **Kurzzeitpflege** (§ 42 SGB XI) ist eine vorübergehende Aufnahme in eine vollstationäre Einrichtung für einen Zeitraum von bis zu vier Wochen je Kalenderjahr.
- Die **Verhinderungspflege** (§ 39 SGB XI) ist im Unterschied zur Kurzzeitpflege eine häusliche Pflege durch einen Pflegedienst bei krankheits-, urlaubs- oder anderweitig bedingter Verhinderung der Pflegeperson.

Die Kosten beider Leistungen werden durch den Pflegeversicherungs- oder Sozialhilfeträger übernommen.
Im vorliegenden Fall wäre eine Kurzzeitpflege in Anspruch zu nehmen, wenn der Zustand des Ehemanns eine Versorgung zu Hause durch einen ambulanten Pflegedienst (Verhinderungspflege) nicht zuließe. Es wäre dann zu klären, welche Einrichtung (Pflegeheim, ggf. auch das aufnehmende Krankenhaus) diese Pflegeleistung übernehmen könnte.
Im Akutfall könnte ein ambulanter Pflegedienst angefordert werden, der die weitere Betreuung in die Wege leitet.

1 Kommunikation, Interaktion & Beratung

1.49 Unterbringung Obdachloser

Sie werden in einer kalten Herbstnacht zu einer „hilflosen Person“ in eine Parkanlage gerufen. Sie stellen fest, dass der betroffene Herr weder verletzt noch akut erkrankt ist, sondern seit kurzem obdachlos ist und im Park übernachten wollte. Er ist für die Witterung unzureichend gekleidet, friert und bittet Sie, ihn für eine Nacht ins Krankenhaus zu bringen.

Erläutern Sie, welche Hilfsangebote Sie in diesem Fall vermitteln können.

1.49 Unterbringung Obdachloser

Eine Krankenhauseinweisung ist aufgrund fehlender medizinischer Behandlungsbedürftigkeit in diesem Fall nicht möglich. Eventuell kann dem Obdachlosen durch eine örtliche **karitative Einrichtung** kurzfristige Hilfe angeboten werden.
Wenn von Privatpersonen oder -organisationen keine Hilfe gewährt werden kann, hat das zuständige **Ordnungsamt** geeignete Maßnahmen zu treffen, da Obdachlosigkeit eine Gefahr für die öffentliche Sicherheit und Ordnung darstellt.
Benötigt ein Obdachloser akut eine vorübergehende Unterkunft, muss die Kommune eine solche „Schlafstatt" zur Verfügung stellen und den Transport dorthin gewährleisten. Die Zuständigkeit für Obdachlose liegt bei der Kommune, in deren Gebiet sich der Betroffene gegenwärtig aufhält und an die er sich zur Unterbringung wendet. Wo der Betroffene herkommt bzw. zuletzt gemeldet war, spielt keine Rolle.
Außerhalb der Dienstzeiten der Kommunalbehörden vermittelt in der Regel die **Polizei** den Zugang zu vorübergehenden Unterkünften.

1 Kommunikation, Interaktion & Beratung

1.50 Interkulturelle Kompetenz

Sie kommen im Rahmen eines Einsatzes in die Wohnung einer Familie mit Migrationshintergrund.

Nennen Sie Verhaltensweisen und Hilfsmittel, die Ihnen bei sprachlichen oder kulturellen/religiösen Barrieren die Kommunikation und Interaktion erleichtern können.

1.50 Interkulturelle Kompetenz

Folgende Punkte können die **sprachliche Verständigung** erleichtern:

- Berücksichtigung der Regeln Leichter Sprache (› Karte 20)
- Bewusster Einsatz von Gestik und Mimik
- Hinzuziehen einer geeigneten Bezugsperson als Dolmetscher
- Verwendung von rettungsdienstspezifischen Übersetzungskarten oder -büchern
- Verwendung von EDV-technischen Sprachhilfen (Übersetzungscomputern)

Die **kulturelle Interaktion** wird erleichtert durch:

- Hinzuziehen einer Vermittlungsperson
- Fragen stellen
- Offenes Ansprechen störend wirkender Zustände und Handlungsweisen (dabei Ich-Botschaften senden)
- Ankündigung und Erläuterung auch scheinbar selbstverständlicher Maßnahmen
- Behutsames Herstellen von Nähe
- Bitten um Verständnis bei unabdingbaren Maßnahmen

1 Kommunikation, Interaktion & Beratung

1.51 Transaktionsanalyse I

Ein 22-jähriger Notfallsanitäter fragt einen Patienten, der im Rahmen des Anamnesegesprächs angegeben hat, Raucher zu sein:
„Wie viele Zigaretten rauchen Sie am Tag?“
Daraufhin antwortet der 58-jährige Patient erbost:
„Wollen Sie mir etwa sagen, was gut für mich ist?“

Beschreiben Sie das „Modell der Ich-Zustände“ (nach *Eric Berne*) und erklären Sie anhand des Modells die hier aufgetretene Kommunikationsstörung.

1.51 Transaktionsanalyse I

Nach dem Modell von *Eric Berne* (› Karte 53, Transaktionsanalyse II, › Abb. 1.5) kann das menschliche Ich drei Zustände einnehmen. Kommunikation gelingt, wenn bei beiden Kommunikationspartnern in der jeweiligen Situation der Ich-Zustand dominiert, der vom Gegenüber auch angesprochen wurde (in der Abbildung links: parallele Kommunikationspfeile).

In vorliegendem Beispiel stellt der Notfallsanitäter eine sachbezogene Frage und spricht damit das **„Erwachsenen-Ich“** des Patienten an.

Der Patient fühlt sich mit dieser Frage jedoch auf der Beziehungsebene angesprochen (vgl. das „Vier-Seiten-Modell“ der Kommunikation auf › Karte 10, › Karte 11 und › Karte 12). Er sendet seine Antwort so, wie sein autoritäres **„Eltern-Ich“** mit einem trotzigen oder frechen **„Kind-Ich“** kommunizieren würde. Die Kommunikationspfeile zwischen den Ich-Zuständen verlaufen hier über Kreuz (in der Abbildung rechts) und es kommt zu einer Kommunikationsstörung.

1 Kommunikation, Interaktion & Beratung

1.51 Transaktionsanalyse II

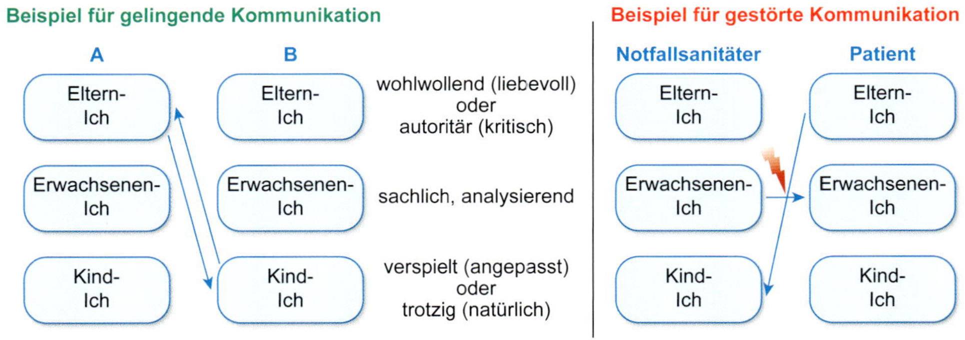

Abb. 1.5 Ich-Zustände [M987/L231]

2 Qualitätskriterien und Rahmenbedingungen im Rettungsdienst

2.1 Mikrobiologie

Ergänzen Sie die fehlenden Begriffe.

Bakterien gehören im Gegensatz zu Viren zur ______________ Keimflora des Menschen. Sie besitzen sämtlich Zellorganellen, die für Zellen üblich sind. Viren sind wesentlich ______________ als Bakterien. Die Vermehrung der Bakterien erfolgt über ______________. Viren dagegen vermehren sich über eine ______________. An der Hülle/Membran einiger Bakterien befinden sich ______________, die zur Fortbewegung dienen. Eine bakterielle Infektion lässt sich mit ______________ behandeln. Bei einer Infektion mit Viren werden antivirale Medikamente eingesetzt. Infektionen durch Viren und Bakterien lassen sich prophylaktisch mit einer ______________ vorbeugen. Neben Viren und Bakterien gibt es noch Mikroorganismen wie ______________ und Prionen, die aber aus rettungsdienstlicher Sicht nicht relevant sind.

2.1 Mikrobiologie

Bakterien gehören im Gegensatz zu Viren zur **physiologischen** Keimflora des Menschen. Sie besitzen sämtlich Zellorganellen, die für Zellen üblich sind. Viren sind wesentlich **kleiner** als Bakterien. Die Vermehrung der Bakterien erfolgt über **Zellteilung/Mitose.** Viren dagegen vermehren sich über eine **Wirtszelle.** An der Hülle/Membran einiger Bakterien befinden sich **Geißeln,** die zur Fortbewegung dienen. Eine bakterielle Infektion lässt sich mit **Antibiotika** behandeln. Bei einer Infektion mit Viren werden antivirale Medikamente eingesetzt. Infektionen durch Viren und Bakterien lassen sich prophylaktisch mit einer **Impfung** vorbeugen. Neben Viren und Bakterien gibt es noch Mikroorganismen wie **Pilze und Prionen,** die aber aus rettungsdienstlicher Sicht nicht relevant sind.

2 Qualitätskriterien und Rahmenbedingungen im Rettungsdienst

2.2 Vermehrung von Bakterien

In unserem Körper befinden sich **physiologische Bakterien,** die wir zum Leben benötigen. Diese physiologischen Bakterien findet man z. B. im Dickdarm, Mund oder weiblichen Genitalbereich. Es gibt aber auch eine Vielzahl von **pathogenen Bakterien,** die unseren Körper krank machen können.

Nennen Sie vier Faktoren, die für die Vermehrung von Bakterien wichtig sind.

2.2 Vermehrung von Bakterien

- **Anzahl:** Die Anzahl der aufgenommenen Bakterien ist entscheidend, da ihre Vermehrung über Mitose/Zellteilung stattfindet. Je mehr Bakterien aufgenommen werden, desto schneller wird eine krank machende Keimanzahl erreicht.
- **Temperatur:** Bakterien vermehren sich optimal in einem engen Temperaturfenster. Niedrigere oder höhere Temperaturen wirken sich negativ auf die Vermehrungsrate aus. Jedes Bakterium hat sein eigenes Temperaturoptimum.
- **Nährboden:** Damit sich Bakterien vermehren können, benötigen sie ein Nährmedium.
- **Aerob/Anaerob:** Bakteriensporen brauchen je nach Art bestimmte Sauerstoffbedingungen. Sind diese nicht optimal, wirkt sich das negativ auf die Vermehrungsrate aus.

2 Qualitätskriterien und Rahmenbedingungen im Rettungsdienst

2.3 Vermehrung von Viren

Viren sind besonders kleine parasitäre Mikroorganismen. Sie sind in der Lage, schwere Infektionskrankheiten auszulösen. Die **Vermehrung der Viren** erfolgt nicht über Mitose, sondern über die Einnistung in einer Wirtszelle.

Erklären Sie die fünf Schritte der Vermehrung von Viren und erläutern Sie, warum die von Viren befallenen Zellen absterben.

2.3 Vermehrung von Viren

Die Vermehrung von Viren erfolgt in fünf Schritten:

- **Adsorption** (Anhaftung an die Zellmembran)
- **Penetration** (Eindringen in die Zelle)
- **Synthese** (Einbau in den Zellkern, Produktion neuer Viren)
- **Reifung** (die Viren reifen in der Zelle, sie nutzen dazu die Zellorganellen)
- **Ausschleusung** (fertige Viren werden freigesetzt)

Wenn die neuen Viren gereift und ausgeschleust sind, ist die Wirtszelle nicht mehr lebensfähig und geht unter.
Dieses Prinzip wird teilweise dazu genutzt, um Bakterien mit unbedenklichen Viren (Bakteriophagen) zu beimpfen und so zu zerstören.

2 Qualitätskriterien und Rahmenbedingungen im Rettungsdienst

2.4 Übertragungswege

Um sich effektiv vor pathogenen Keimen zu schützen, ist es wichtig, deren Übertragungswege zu kennen. Wenn der Übertragungsweg bekannt ist, können die Schutzmaßnahmen darauf abgestimmt werden. Es gibt **zwei Übertragungswege,** über die Mikroorganismen einen Menschen infizieren können.

Benennen und erklären Sie die beiden Übertragungswege und geben Sie pro Übertragungsweg zwei Beispiele an.

2.4 Übertragungswege

- **Direkte Übertragung:** Bei der direkten Übertragung kommt es zu einer Übertragung von Mensch zu Mensch ohne Zwischenträger.
  Beispiele:
  – **Tröpfcheninfektion** durch das Einatmen von erregerhaltigem Material
  – **Kontaktinfektion** durch direkten Körper- bzw. Händekontakt mit erregerhaltigen Materialien
- **Indirekte Übertragung:** Bei einer indirekten Übertragung wird der Erreger nicht von Mensch zu Mensch, sondern über einen Zwischenträger übertragen. Bei dem Zwischenträger kann es sich um einen lebenden Wirt oder einen nicht lebenden Zwischenträger (z. B. Lebensmittel) handeln.
  Beispiele:
  – **Infektion** durch den Biss einer Zecke
  – **Infektion** durch Konsum keimbelasteter Lebensmittel

2 Qualitätskriterien und Rahmenbedingungen im Rettungsdienst

2.5 Direkte Übertragung einer Infektion

Bei der **direkten Übertragung** kommt es zu einer **Übertragung von Mensch zu Mensch.** Um sich ausreichend vor einer Infektion zu schützen, ist es wichtig, die genauen Infektionswege zu kennen.

Nennen Sie drei gängige Arten der direkten Übertragung und nennen Sie jeweils zwei Beispiele für Infektionskrankheiten, die auf diesem Wege übertragen werden können.

2.5 Direkte Übertragung einer Infektion

- **Tröpfcheninfektion:** Von einem infizierten Patienten werden über Husten, Niesen und Sprechen Erreger in der Luft verbreitet. Die pathogenen Erreger gelangen über die Atemwege in den Körper, beginnen dort, sich zu vermehren und die Infektionskrankheit auszulösen.
  Beispiele: *Meningitis, Grippe, Pneumonie, LTB, Keuchhusten, Masern, Tuberkulose*
- **Kontaktinfektion/Schmierinfektion:** Bei der Kontaktinfektion werden Erreger durch Körperkontakt übertragen. Übertragungen sind über Hände und Haut möglich, sofern diese kontaminiert sind. Auch die Übertragung über Schleimhäute, Blut und Ausscheidungen gehört zu diesem Übertragungsweg.
  Beispiele: *Norovirus, Hepatitis, HIV, Polio, MRSA, Typhus*
- **Vertikale Infektion:** Bei der vertikalen Infektion kommt es zu einer Übertragung von der Mutter auf das Kind. Diese Übertragung kann diaplazentar oder konnatal erfolgen.
  Beispiele: *Feigwarzen, Tripper, HIV, Röteln*

2 Qualitätskriterien und Rahmenbedingungen im Rettungsdienst

2.6 Impfung

Alle Mitarbeiter im Gesundheitswesen müssen im Rahmen der arbeitsmedizinischen Untersuchung einen ausreichenden **Impfschutz** vorweisen. Die ständige Impfkommission des Robert Koch-Instituts veröffentlicht regelmäßig neue **Impfempfehlungen.** Es gibt zwei **Impfmethoden** – die aktive und passive Impfung.

Erklären Sie den Unterschied zwischen aktiver und passiver Immunisierung.

2.6 Impfung

- Bei der **aktiven Immunisierung** werden abgeschwächte/abgetötete Erreger bzw. Erregerbestandteile appliziert. Das Immunsystem wird aktiviert und beginnt mit der Bildung von Antikörpern. Dieser Vorgang kann einige Wochen dauern. Der gebildete Impfschutz hält i. d. R. über Jahre an, z. B. Tetanus zehn Jahre. Eine Kontrolle kann über eine Titer-Bestimmung erfolgen.
- Bei der **passiven Immunisierung** werden dem Körper bereits fertige Antikörper verabreicht. Diese wirken sofort. Im Gegensatz zur aktiven Immunisierung wirkt diese Impfung aber lediglich für wenige Wochen und ist daher nur indiziert, wenn sich eine Person ohne Impfschutz durch Kontakt zu erregerhaltigem Material infiziert haben könnte.

2 Qualitätskriterien und Rahmenbedingungen im Rettungsdienst

2.7 Sporenbildung bei Bakterien

Bakterien sind in der Lage, bei schlechten Lebensbedingungen sogenannte Sporen zu bilden. Diese Sporen werden auch als Dauerformen bezeichnet und dienen dem Überleben des Keims. Die Relevanz der **Sporenbildner** hat in den letzten Jahren im Rahmen der Infektionstransporte im Rettungsdienst zugenommen.

Benennen Sie die beiden Hauptarten der bakteriellen Sporen und erläutern Sie, worin sich diese beiden Dauerformen unterscheiden.

2.7 Sporenbildung bei Bakterien

- **Aerobe Sporenbildner:** *Bacillus anthracis* (Milzbrand) und *Bacillus cereus* (Übelkeit und Erbrechen) beispielsweise sind aerobe Sporenbildner und brauchen zwingend Sauerstoff zum Überleben.
- **Anaerobe Sporenbildner:** *Clostridium difficile* (*Clostridium difficile*-assoziierte Diarrhö) und *Clostridium perfringens* (Gasbrand) sind Sporenbildner, die nur unter Sauerstoffabschluss überleben können.

Beide Sporenarten lassen sich nur schwer desinfizieren. Einige Bazillen können lange in Alkohol überleben und manche Clostridien sind in der Lage, mehrere Stunden in kochendem Wasser zu überstehen. Zudem bilden Bazillen und Clostridien spezielle, z. T. hochgiftige Toxine. Das bekannteste Toxin ist das Nervengift Botox, welches vom Bakterium *Clostridium botulinum* produziert wird.

2 Qualitätskriterien und Rahmenbedingungen im Rettungsdienst

2.8 Nosokomiale Infektionen

Im deutschen Gesundheitswesen hört man immer wieder von sogenannten **nosokomialen Infektionen.** Diese Keime werden auch als Problemkeime bezeichnet. Die Zahl der Erreger, die im Zusammenhang mit nosokomialen Infektionen stehen, wächst von Jahr zu Jahr.

Definieren Sie den Begriff „nosokomiale Infektion“ und nennen Sie vier typische Erreger, die zu den nosokomialen Erregern gehören.

2.8 Nosokomiale Infektionen

Unter einer nosokomialen Infektion versteht man eine Infektion, die in einem kausalen Zusammenhang mit einem Krankenhausaufenthalt steht. Ferner gehören auch Infektionen dazu, die in Arztpraxen, ambulanten Zentren oder auch in Altenheimen erworben wurden. Als hauptsächlicher Übertragungsweg sind die Hände des Personals zu nennen, weshalb der Händedesinfektion auch im Rettungsdienst eine besondere Bedeutung zukommt.
Zu den typischen nosokomialen Erregern gehören:
hMRSA, ORSA, ESBL, Pseudomonas aeruginosa, VRE, 3 MRGN, 4 MRGN, CDAD

2 Qualitätskriterien und Rahmenbedingungen im Rettungsdienst

2.9 Antibiotikaresistente Bakterien

Inzwischen gibt es bei Bakterien, z. B. *MRSA/ORSA*, viele **unterschiedliche Resistenzen.** Die Erreger stehen oft im Zusammenhang mit nosokomialen Infektionen, deren Tendenz stetig steigend ist. Bedingt durch eine Zunahme der Resistenzen gegen Antibiotika und aufgrund weniger Neuentwicklungen im Antibiotikabereich wird es immer schwieriger, Infektionen mit hochresistenten Bakterien zu therapieren.

Erklären Sie den Unterschied zwischen hMRSA und cMRSA und nennen Sie drei Gründe für die Entstehung von Antibiotikaresistenzen.

2.9 Antibiotikaresistente Bakterien

Das **„h"** bei *hMRSA* steht für **hospital acquired,** also im Krankenhaus erworben. In der Regel ist in Deutschland von diesem Keim die Rede, wenn es um MRSA geht.
Das **„c"** bei *cMRSA* wiederum steht für **community acquired,** also ambulant erworben. Dieser Keim ist hauptsächlich in den USA problematisch, da dort Antibiotika nicht verschreibungspflichtig sind. Merke: Der *cMRSA* ist aggressiver als der *hMRSA*.
Gründe für die Entwicklung von **Antibiotikaresistenzen** bei Bakterien sind:

- Falsche und ungenaue Antibiotika-Einnahme durch den Patienten (zu früh abgesetzt, Absetzen wegen Nebenwirkungen, Wechselwirkungen mit anderen Medikamenten und Lebensmitteln)
- Falsche Indikationsstellung (Antibiotika bei Virusinfektionen)
- Verschreibung von Breitbandantibiotika ohne vorheriges Antibiogramm

Als 3. MRSA-Erregerart ist inzwischen auch der LA-MRSA (Livestock Associated MRSA) zu nennen. Dieser Keim wird von Nutztieren (Schweine) auf den Menschen (Landwirt) übertragen.

2 Qualitätskriterien und Rahmenbedingungen im Rettungsdienst

2.10 TRBA 250/Risikogruppen

Die **Technischen Regeln für Biologische Arbeitsstoffe (TRBA)** geben den Stand der Technik, Arbeitsmedizin und Arbeitshygiene sowie sonstige gesicherte wissenschaftliche Erkenntnisse für Tätigkeiten mit biologischen Arbeitsstoffen wider. Diese Regeln sind ein wichtiger Bestandteil der Arbeitssicherheit im Rettungsdienst und sollten auch mit Blick auf berufsgenossenschaftliche Anforderungen eingehalten werden.

§ 3 der Biostoffverordnung (BioStoffV) definiert für biologische Arbeitsstoffe vier Risikogruppen. Benennen und erläutern Sie diese vier Risikogruppen.

2.10 TRBA 250/Risikogruppen

- **Gruppe 1:** Biostoffe, bei denen es unwahrscheinlich ist, dass sie beim Menschen eine Krankheit hervorrufen; dies trifft unter anderem auf biologische Arbeitsstoffe zu, die in der Lebensmittelindustrie verwendet werden
- **Gruppe 2:** Biostoffe, die eine Krankheit beim Menschen hervorrufen können und eine Gefahr für Beschäftigte darstellen könnten; eine Verbreitung in der Bevölkerung ist unwahrscheinlich; eine wirksame Vorbeugung oder Behandlung ist normalerweise möglich
- **Gruppe 3:** Biostoffe, die eine schwere Krankheit beim Menschen hervorrufen und eine ernste Gefahr für Beschäftigte darstellen können; die Gefahr einer Verbreitung in der Bevölkerung kann bestehen, doch ist normalerweise eine wirksame Vorbeugung oder Behandlung möglich
- **Gruppe 4:** Biostoffe, die eine schwere Krankheit beim Menschen hervorrufen und eine ernste Gefahr für Beschäftigte darstellen; die Gefahr einer Verbreitung in der Bevölkerung ist unter Umständen groß; normalerweise ist eine wirksame Vorbeugung oder Behandlung nicht möglich

2 Qualitätskriterien und Rahmenbedingungen im Rettungsdienst

2.11 TRBA 250/Schutzstufen

Es werden **vier Schutzstufen** in Abhängigkeit von der potenziellen tätigkeitsbedingten Infektionsgefährdung unterschieden. Den Schutzstufen sind spezifische Schutzmaßnahmen zugeordnet. Da bei Tätigkeiten im Gesundheitswesen häufig keine konkreten Kenntnisse über vorhandene Krankheitserreger vorliegen, ist der mögliche Kontakt zu potenziell infektiösem Material, z. B. Körperflüssigkeiten, ausschlaggebend für die Zuordnung zu einer Schutzstufe.

Nennen Sie die Schutzstufen, die für den Rettungsdienst in der Regel relevant sind, und begründen Sie Ihre Entscheidung.

2.11 TRBA 250/Schutzstufen

Für den Rettungsdienst sind die **Schutzstufen 2 und 3** relevant.

- Zur **Schutzstufe 2** gehören die Tätigkeiten, bei denen es regelmäßig und in nicht geringfügigem Umfang zu Kontakt mit potenziell infektiösem Material wie Körperflüssigkeiten, -ausscheidungen oder -gewebe kommen kann, oder bei denen eine offensichtliche sonstige Ansteckungsgefahr, z. B. durch eine luftübertragene Infektion oder durch Stich- und Schnittverletzungen, besteht. Maßnahmen wie z. B. das Legen eines Gefäßzugangs oder das Intubieren eines Patienten fallen unter die Schutzstufe 2.
- Zur Erfüllung der **Schutzstufe 3** müssen Kriterien wie das Vorhandensein von Stoffen der Risikogruppe 3 und eine mögliche Infektion mit diesen gegeben sein. Die Behandlung eines Patienten mit offener Lungentuberkulose während der infektiösen Phase ist aufgrund der hohen Ansteckungsgefahr über Aerosole der Schutzstufe 3 zuzuordnen.
- Die **Schutzstufe 4** ist die absolute Ausnahme, z. B. bei Ebola-Infektionen.

2 Qualitätskriterien und Rahmenbedingungen im Rettungsdienst

2.12 Desinfektion

Die Desinfektion von Gegenständen oder auch der Hände gehört zu den täglich anfallenden Aufgaben im Rettungsdienst. Unter dem Begriff **„Desinfektion“** versteht man die Reduzierung von pathogenen Keimen auf ein nicht mehr infektiöses Maß. Um eine wirksame Desinfektion gewährleisten zu können, müssen vier Parameter berücksichtigt werden.

Beschriften Sie den Sinnerschen Kreis der Desinfektion und erläutern Sie die vier Grundparameter einer jeden Reinigung.

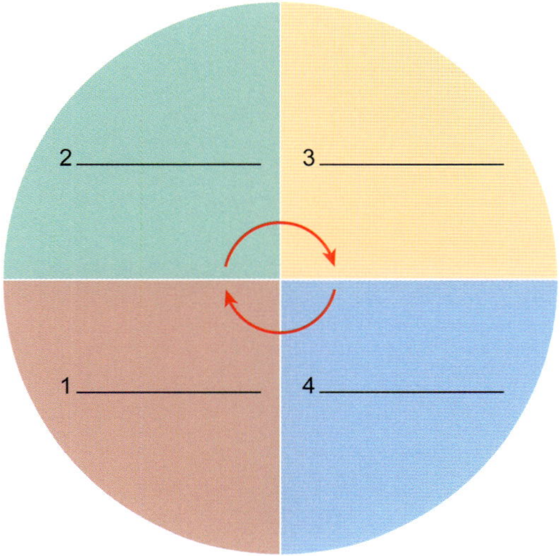

Abb. 2.1 Sinnerscher Kreis der Desinfektion [L231]

2.12 Desinfektion

1. **Temperatur:** Sowohl Kälte als auch Hitze haben eine desinfizierende Wirkung. Viele Bakterien können durch Einfrieren oder Abkochen abgetötet werden.
2. **Chemie:** Desinfektionsmittel sind chemische Substanzen. Sie wirken über chemische Reaktionen. Diese Chemikalien können aber auch auf den Anwender toxisch wirken, daher ist bei ihrer Anwendung unbedingt der Arbeitsschutz zu beachten.
3. **Mechanik:** Reibung ist vor allem bei der Scheuer-/Wischdesinfektion von großer Wichtigkeit. Durch mechanische Einflüsse können Desinfektionsmittel besser wirken.
4. **Zeit:** Die Einhaltung der Einwirkzeit ist von großer Wichtigkeit, da bei verkürzter Einwirkzeit die desinfizierende Wirkung noch nicht abgeschlossen ist. Die Einwirkzeit ist abhängig von der Konzentration des Desinfektionsmittels – je höher die Konzentration, desto geringer die Einwirkzeit.

2 Qualitätskriterien und Rahmenbedingungen im Rettungsdienst

2.13 Händedesinfektion

Die Hände sind die Werkzeuge des Menschen. Gerade über die Hände werden viele pathogene Krankheitserreger übertragen. Daher ist eine gute **Händehygiene** für den Rettungsdienst wichtig, um Patienten, aber auch sich selbst vor der Kontaktübertragung pathogener Keime zu schützen.

Nennen Sie vier Kriterien, die Sie bei der persönlichen Hygiene Ihrer Hände beachten müssen.

2.13 Händedesinfektion

Das müssen Sie bei der persönlichen Händehygiene beachten:

- Die Hände müssen **makroskopisch** sauber sein.
- Das **Tragen von Uhren** ist untersagt. Es besteht die Möglichkeit, dass sich pathogene Keime an Armband und Uhr festsetzen und so übertragen werden. Auch das Verletzungsrisiko für den Patienten ist nicht zu unterschätzen.
- Gleiches gilt für **Ringe/Schmuck** an den Fingern. Auch sie können mit pathogenen Keimen behaftet sein.
- Die **Fingernägel** müssen sauber und rund geschnitten sein, damit beim Anziehen der Schutzhandschuhe das Material nicht durch scharfe Kanten der Nägel beschädigt wird.
- Das Tragen von **künstlichen Fingernägeln oder Nagellack** ist verboten, da sich auch dort Keime ansiedeln können.
- Die Haut an den Händen muss intakt und gepflegt sein. **Hautläsionen** sind mögliche Eintrittspforten für pathogene Erreger.

2 Qualitätskriterien und Rahmenbedingungen im Rettungsdienst

2.14 Desinfektionsmittel

Im Rettungsdienst kommen verschiedene Desinfektionsverfahren (z. B. Händedesinfektion und Flächendesinfektion) zum Einsatz. Bei der Auswahl des geeigneten **Desinfektionsmittels** ist neben den wirtschaftlichen und ökologischen Aspekten auch auf das Wirkspektrum des jeweiligen Desinfektionsmittels zu achten.

Wirkungsbereich	Eignung
A	______________
B	______________
C	______________
D	______________

Tab. 2.1a Wirkungsbereiche gemäß RKI-Liste

Erläutern Sie, gegen welche Erreger die aufgeführten Wirkungsbereiche gemäß RKI-Liste geeignet sind.

2.14 Desinfektionsmittel

Wirkungsbereich	Eignung
A	Wirkung gegen Bakterien und Pilze
B	Wirkung gegen Viren
C	Wirkung gegen aerobe Sporen (Milzbrand)
D	Wirkung gegen anaerobe Sporen (Gasbrand)

Tab. 2.1b Wirkungsbereiche gemäß RKI-Liste

Ein Präparat des Wirkungsbereichs B deckt auch den Wirkungsbereich A ab, ein Präparat des Wirkungsbereichs C beinhaltet zusätzlich eine Wirkung gegen A und B. Der Wirkungsbereich D deckt folglich alle Bereiche ab.

2 Qualitätskriterien und Rahmenbedingungen im Rettungsdienst

2.15 Flächendesinfektion mit Einmaltüchern

Der Rettungsdienst hält eine Vielzahl von Desinfektionsmitteln vor. Das Desinfektionsmittel wird unter Zuhilfenahme verschiedener Hilfsmittel angewendet. In den letzten Jahren hat sich die Anwendung von **Einmaltüchern** durchgesetzt. Mit diesen Tüchern kann die Fahrzeugdesinfektion nach bestimmten Infektionstransporten auch außerhalb der Rettungswache durchgeführt werden. Viele Rettungswachen haben inzwischen auf Einmaltücher umgestellt.

Nennen Sie vier Vorteile für den Gebrauch von Einmaltüchern bei der Flächendesinfektion im Rettungsdienst.

2.15 Flächendesinfektion mit Einmaltüchern

Der Gebrauch von Einmaltüchern bei der Flächendesinfektion im Rettungsdienst ist aus folgenden Gründen vorteilhaft:

- Die Desinfektion muss nicht zwangsläufig auf der Wache erfolgen.
- Auf die Zwei-Eimer-Methode kann verzichtet werden.
- Die Einwirkzeit ist kurz.
- Eine schnelle Wiederherstellung der Einsatzbereitschaft ist möglich.
- Eine Aufarbeitung der Wischlappen entfällt.
- Einmaltücher sind handlicher als Wischlappen.

2 Qualitätskriterien und Rahmenbedingungen im Rettungsdienst

2.16 Desinfektionsarten im Rettungsdienst

Im Rettungsdienst werden verschiedene **Desinfektionsarten** durchgeführt. Es gibt große Unterschiede zwischen einer laufenden und einer Schlussdesinfektion. Ein ganz besonderer Aspekt ist bei einer behördlich angeordneten Desinfektion nach dem IfSG zu beachten. Hier dürfen nur Mittel und Konzentrationen gemäß RKI-Liste verwendet werden.

Erklären Sie den Unterschied zwischen einer laufenden Desinfektion und einer Schlussdesinfektion.

2.16 Desinfektionsarten im Rettungsdienst

Unter einer **laufenden Desinfektion** versteht man alle Desinfektionen, die im laufenden Betrieb durchgeführt werden. Dazu gehört die tägliche Wischdesinfektion der Kontaktflächen oder die wöchentliche Desinfektion des kompletten Rettungsmittels. Die Einwirkzeiten müssen bei einer prophylaktisch durchgeführten Desinfektion nicht eingehalten werden.
Unter einer **Schlussdesinfektion** versteht man die Desinfektion nach einem Infektionstransport. Die Desinfektion muss analog Desinfektionsplan der Rettungswache oder Anweisung des ÄLRD durchgeführt werden. Zudem ist ein Präparat der VAH-Liste zu verwenden und die Einwirkzeit einzuhalten.

2 Qualitätskriterien und Rahmenbedingungen im Rettungsdienst

2.17 PSA beim Infektionstransport

Bei der Durchführung eines Infektionstransports muss zum Schutz vor Ansteckung mit pathogenen Erregern die **persönliche Schutzausrüstung (PSA)** korrekt angewendet werden. Um die richtige persönliche Schutzausrüstung auswählen zu können, müssen die unterschiedlichen Übertragungswege bekannt sein.

Wie stellen Sie Ihre persönliche Schutzausrüstung für einen Infektionstransport zusammen, wenn sich der Erreger über eine Tröpfcheninfektion verbreitet?

2.17 PSA beim Infektionstransport

Die PSA würde bei einer Erregerübertragung über eine Tröpfcheninfektion wie folgt zusammengestellt werden:

- Dienstkleidung
- Sicherheitsschuhe
- Schutzhandschuhe mit langen Stulpen
- Infektionsschutzanzug
- Schutzmaske (FFP2 oder FFP3)
- Gegebenenfalls Schutzbrille
- Schuhüberzieher aus Plastik (Vorsicht Rutschgefahr!)

2 Qualitätskriterien und Rahmenbedingungen im Rettungsdienst

2.18 Infektionstransport

Der **Infektionstransport** gehört zum täglichen Einsatzspektrum des Rettungsdienstes. Ziel des Infektionstransports ist es, die Infektionskette zu unterbrechen. In Deutschland dürfen infektiöse Patienten nur von geschulten und eingewiesenen Mitarbeitern transportiert werden. Das Personal muss über die Art der Infektion informiert sein, um die entsprechenden Maßnahmen einleiten zu können.

Beschreiben Sie stichpunktartig den Ablauf eines Infektionstransports.

2.18 Infektionstransport

Der Ablauf des Infektionstransports könnte wie folgt aussehen:

- Einsatz entgegennehmen
- Anweisungskarten durchlesen
- Schutzmaßnahmen prüfen
- Transportführer und Fahrer festlegen
- Je nach Infektionsart ggf. das Auto ausräumen (beachte die DIN-Norm)
- Transportpapiere entgegennehmen
- Vor Betreten des Einsatzraums Schutzausrüstung anlegen
- Patienten begrüßen, informieren und umlagern
- Möglichst kürzesten Weg zurück zum Rettungsmittel nehmen
- Fahrer legt Schutzanzug ab, anschließend Händedesinfektion
- Zielort über den Infekt und die genaue Ankunftszeit informieren
- Am Zielort frische Schutzausrüstung anlegen (Fahrer)
- Schutzausrüstung entsorgen
- Rettungsmittel aufbereiten
- Je nach Infektionsart ggf. Einsatzkleidung wechseln
- Desinfektion dokumentieren

2 Qualitätskriterien und Rahmenbedingungen im Rettungsdienst

2.19 Umkehrisolation

Eine besondere Art der Isolation stellt die sogenannte **Umkehrisolation** dar. Die Umkehrisolation ist bei Patienten mit einem geschwächten Immunsystem, z. B. bei Patienten mit HIV-Infektion oder nach einer Chemotherapie, indiziert.

Erklären Sie, warum eine Umkehrisolation sinnvoll ist und was Sie bei der Übergabe im Krankenhaus beachten müssen.

2.19 Umkehrisolation

Eine **Umkehrisolation** wird durchgeführt, um Patienten mit geschwächtem Immunsystem vor dem Rettungspersonal und der Umwelt zu schützen. Die Möglichkeit einer Ansteckung des Patienten durch Keime des Personals soll so minimiert werden.

Bei der **Übergabe in der Klinik** ist es ratsam, den Patienten möglichst nicht in der Notaufnahme, sondern direkt auf Station zu übergeben. Grund dafür ist, dass sich in der Notaufnahme wegen der Vielzahl von Patienten unterschiedlichste Erreger befinden und daher für eine immungeschwächte Person eine erhöhte Ansteckungsgefahr besteht.

2 Qualitätskriterien und Rahmenbedingungen im Rettungsdienst

2.20 Wirksamkeitskontrolle

An vielen Rettungswachen werden jährlich sogenannte **Wirksamkeitskontrollen** durchgeführt. Dabei werden Abklatschproben genommen, in einem Labor ausgewertet und befundet. Die Abklatschproben werden unangemeldet durchgeführt, um den realen hygienischen Zustand der Rettungsmittel erheben zu können.

Nennen Sie vier Gründe, warum eine Wirksamkeitskontrolle mittels Abklatschuntersuchung sinnvoll ist.

2.20 Wirksamkeitskontrolle

Eine Wirksamkeitskontrolle mittels Abklatschmethode ist aus folgenden Gründen sinnvoll:

- Erhebung von Kennzahlen (Anzahl und Art der gefundenen Keime)
- Vorliegen eines mikrobiologischen Befunds, in dem die hygienischen Umstände für ausreichend oder unzureichend beschrieben werden
- Umstellung der Hygienemaßnahmen bei unbefriedigenden Ergebnissen
- Dient zur Vorlage bei Audits (im Rahmen des QMS) oder bei Begehungen durch das Gesundheitsamt
- Gute Eignung für Schulungszwecke der Mitarbeiter (Keime können so für den Mitarbeiter sichtbar gemacht werden)

2 Qualitätskriterien und Rahmenbedingungen im Rettungsdienst

2.21 Gesetzeskunde

Auch im Rettungsdienst müssen sich die Mitarbeiter an Gesetze halten. Viele Gesetze sind extra für den Rettungsdienst erarbeitet und verabschiedet worden, so z. B. das **Notfallsanitätergesetz (NotSanG).** Die relevanten Gesetze sind in den unterschiedlichen Gesetzbüchern verankert.

Nennen Sie mindestens sechs Gesetze, die für den Rettungsdienst relevant sind.

2.21 Gesetzeskunde

Relevante Gesetze für den Rettungsdienst sind:

- Schweigepflicht, § 203 StGB
- Sonderrechte, § 35 STVO
- Wegerecht, § 38 STVO
- Unterlassene Hilfeleistung, § 323c StGB
- Körperverletzung, § 223 StGB
- Begehen durch Unterlassen, § 13 StGB
- Rechtfertigender Notstand, § 34 StGB
- Patientenverfügung, § 1901a BGB
- Patientenrechtegesetz (PRG)
- Betäubungsmittelgesetz (BtMG)
- Medizinproduktegesetz (MPG)
- Notfallsanitätergesetz (NotSanG)
- Arzneimittelgesetz (AMG)
- Katastrophenschutzgesetz (KatSG)
- Infektionsschutzgesetz (IfSG)

2 Qualitätskriterien und Rahmenbedingungen im Rettungsdienst

2.22 Schweigepflicht

Die **Schweigepflicht** im engeren Sinne dient unmittelbar dem Schutz des persönlichen Lebens- und Geheimbereichs (Privatsphäre) einer Person.
Ein Verstoß gegen die Schweigepflicht kann unter den Voraussetzungen des § 203 StGB mit Androhung von Geldstrafe oder mit Freiheitsentzug bis zu einem Jahr bestraft werden.

Nennen Sie vier Gründe, die Sie von der Schweigepflicht entbinden.

2.22 Schweigepflicht

Folgende Gründe entbinden den Rettungsdienstmitarbeiter von der Schweigepflicht:

- Der Patient willigt ein, dass persönliche Daten weitergegeben werden dürfen.
- Es liegt eine konkludente (stillschweigende oder mutmaßliche) Einwilligung des betreffenden Patienten vor (z. B. Patient ist bewusstlos, Information der Angehörigen).
- Der Patient wird an das behandelnde Team im Krankenhaus (Arzt, Pflegepersonal) übergeben.
- Zur konkreten Abwendung ernstlicher Gefahren für Leben und Gesundheit Dritter ist eine Informationsweitergabe unabdingbar.
- Eine schwerwiegende Straftat, die nach § 138 StGB anzeigepflichtig ist, kann durch entsprechende Informationsweitergabe verhindert werden.
- Es besteht eine gesetzliche Pflicht zur Informationsweitergabe (z. B. nach IfSG).
- Der Rettungsdienstmitarbeiter muss sich vor Gericht selbst verteidigen.

2 Qualitätskriterien und Rahmenbedingungen im Rettungsdienst

2.23 Rechtfertigender Notstand

Es kommt im täglichen Einsatzgeschehen vor, dass ein Mitarbeiter des Rettungsdienstes eine Straftat begeht, dafür aber nicht zur Rechenschaft gezogen oder strafrechtlich verfolgt wird. Beispielhaft wäre hier eine Sachbeschädigung bei einer bewusstlosen Person zu nennen, die sich hinter einer verschlossenen Tür befindet.

Definieren Sie den rechtfertigenden Notstand im Sinne des Strafgesetzbuches (StGB).

2.23 Rechtfertigender Notstand

Der **rechtfertigende Notstand** wird durch **§ 34 StGB** geregelt und ist wie folgt definiert:
„Wer in einer gegenwärtigen, nicht anders abwendbaren Gefahr für Leben, Leib, Freiheit, Ehre, Eigentum oder ein anderes Rechtsgut eine Tat begeht, um die Gefahr von sich oder einem anderen abzuwenden, handelt nicht rechtswidrig, wenn bei Abwägung der widerstreitenden Interessen, namentlich der betroffenen Rechtsgüter und des Grades der ihnen drohenden Gefahren, das geschützte Interesse das beeinträchtigte wesentlich überwiegt. Dies gilt jedoch nur, soweit die Tat ein angemessenes Mittel ist, die Gefahr abzuwenden“.

2 Qualitätskriterien und Rahmenbedingungen im Rettungsdienst

2.24 § 35 STVO/Sonderrechte

Im Rettungsdienst wird tagtäglich von **Sonderrechten** Gebrauch gemacht. In der Straßenverkehrsordnung ist genau definiert, wann diese Sonderrechte vom Einsatzfahrzeug genutzt werden dürfen. Bei Nutzung von Sonderrechten ist stets darauf zu achten, dass die Sicherheit im Straßenverkehr gewährleistet ist.

Nennen Sie fünf Beispiele für Verstöße gegen die STVO, die Sie unter Berücksichtigung der öffentlichen Ordnung im Straßenverkehr unter Gebrauch der Sonderrechte ausüben dürfen.

2.24 § 35 STVO/Sonderrechte

Zu den Verstößen gegen die STVO, die als Sonderrechte ausgeübt werden dürfen, zählen:
- Geschwindigkeitsüberschreitung (Dienstanweisung Arbeitgeber)
- Parken im Halteverbot oder in zweiter Reihe
- Einfahrt in Straßen, in denen das zulässige Gesamtgewicht überschritten wird
- Fahren in einer Fußgängerzone
- Fahren über einen Radweg
- Fahren bei Rotlicht
- Langsames Fahren bei extrem schonenden Transporten

Es gibt noch viele weitere Beispiele, die jedoch einsatztaktisch nicht immer sinnvoll sind, so z. B. das Befahren einer Einbahnstraße entgegen der Fahrtrichtung oder Rückwärtsfahren in einer Einbahnstraße.

2 Qualitätskriterien und Rahmenbedingungen im Rettungsdienst

2.25 § 38 STVO/Wegerecht

Wenn ein Einsatzfahrzeug mit eingeschaltetem Blaulicht und Martinshorn am Straßenverkehr teilnimmt, dann definiert das **Wegerecht,** dass alle anderen Verkehrsteilnehmer freie Bahn zu schaffen haben. Dabei dürfen die Verkehrsteilnehmer gegen Inhalte der STVO verstoßen, z. B. bei Rot vorsichtig die Haltelinie überfahren, um dem Einsatzfahrzeug Platz zu machen.

Erörtern Sie, wann Sie laut § 38 STVO die Wegerechte in Anspruch nehmen dürfen und wer bei der Fahrt zum Patienten die Verantwortung trägt.

2.25 § 38 STVO/Wegerecht

Blaulicht und Einsatzhorn dürfen nur gemeinsam eingesetzt werden, wenn höchste Eile geboten ist, um Menschenleben zu retten oder um schwere gesundheitliche Schäden abzuwenden.
Da bei der Anfahrt zum Patienten nur der Leitstellendisponent Informationen über die Art der Verletzung oder Erkrankung hat, gibt dieser eine Empfehlung zur Nutzung der Sonder- und Wegerechte. Die Verantwortung für das Rettungsmittel jedoch trägt stets der Fahrer.

2 Qualitätskriterien und Rahmenbedingungen im Rettungsdienst

2.26 Umgang mit Betäubungsmitteln (BtM)

Im Rettungsdienst werden täglich Betäubungsmittel verabreicht. Für die Herstellung, Lagerung, Verschreibung, Anwendung und Abgabe von Betäubungsmitteln (BtM) gelten besondere Vorschriften. Diese Vorschriften sind im **Betäubungsmittelgesetz (BtMG)** und in der **BtM-Verschreibungsverordnung (BtMVV)** definiert.

Beschreiben Sie die korrekte Lagerung von Betäubungsmitteln auf der Rettungswache/im Rettungsmittel und erläutern Sie, was bei der Dokumentation zu beachten ist.

2.26 Umgang mit Betäubungsmitteln (BtM)

Betäubungsmittel müssen in einem Tresor gelagert werden, der mit der Wand baulich verbunden ist. Dadurch soll der Zugriff von Unbefugten auf die Betäubungsmittel verhindert werden.
Die Dokumentation erfolgt im BtM-Buch. Jede Veränderung im Bestand ist lückenlos und unverzüglich zu dokumentieren, so z. B.:

- Zugang von der Apotheke (inkl. Rezeptnummer)
- Verabreichung an Patienten
- Verwurf/Bruch

Am Ende eines jeden Kalendermonats muss der verantwortliche Arzt die Eintragungen und Bestände kontrollieren und dies für jedes BtM separat mit Prüfdatum und Unterschrift abzeichnen. BtM-Bücher sind drei Jahre ab der letzten Eintragung aufzubewahren.

2 Qualitätskriterien und Rahmenbedingungen im Rettungsdienst

2.27 Dokumentation

Im Februar 2013 ist das **Patientenrechtegesetz** (PRG) in Kraft getreten, das insbesondere das Bürgerliche Gesetzbuch (BGB) modifiziert. Im PRG wurden die bis dahin verstreuten Patientenrechte gebündelt und die Stellung des Patienten im Gesundheitssystem gestärkt. Der Patientenakte kommt im PRG eine besondere Bedeutung zu. Das Einsatzprotokoll des Rettungsdienstes entspricht einer Patientenakte.

Definieren Sie die Inhalte, die für ein korrekt ausgefülltes Einsatzprotokoll zwingend erforderlich sind und geben Sie an, ob ein Patient sein Einsatzprotokoll einsehen darf.

2.27 Dokumentation

Das Einsatzprotokoll muss folgende Angaben enthalten:

- Daten des Patienten
- Statuszeiten (3, 4, 8, 2)
- Name des RD-Personals
- Beförderungsart
- Notfallart, -ursache und Schweregrad/Anamnese
- Zustand des Patienten und Veränderungen (vitale Funktionen!)
- Art und Reihenfolge der durchgeführten Maßnahmen
- Gegebenenfalls Dokumentation von erweiterten Maßnahmen
- Gegebenenfalls Zeitpunkt der Notarztnachforderung
- Zwischenfälle und Komplikationen
- Unterschrift

Der Patient hat das Recht, sein Protokoll einzusehen. Das Original-Protokoll (bzw. die Original-Durchschrift) verbleibt im Besitz der Rettungswache und darf lediglich kopiert werden.

2 Qualitätskriterien und Rahmenbedingungen im Rettungsdienst

2.28 Mobile Datenerfassung

Seit einigen Jahren haben **mobile Datenerfassungssysteme** Einzug in den deutschen Rettungsdienst gehalten. Diese Systeme lösen sukzessive die Einsatzprotokolle in Papierform ab. Die Daten liegen auf einem Server und können nach der gesetzlich festgelegten Archivierungszeit von zehn Jahren sicher und einfach vernichtet werden.

Nennen Sie vier weitere Vorteile der mobilen Datenerfassung im Rettungsdienst.

2.28 Mobile Datenerfassung

Zu den Vorteilen der mobilen Datenerfassung im Rettungsdienst zählen:

- Protokolle liegen elektronisch gesichert auf einem speziellen Datenserver.
- Datenzugang ist nur mit einem Passwort möglich.
- RD-Mitarbeiter können nur auf Einsätze zugreifen, an denen sie selbst beteiligt waren.
- Vorgegebene Textbausteine und Rechtschreibhilfen verbessern die Protokollqualität.
- Protokollversand erfolgt aus dem RTW noch während des Transports in die Zielklinik.
- Papierfreie und damit ökologisch sinnvolle Dokumentation.
- Protokolle liegen nicht „öffentlich" auf der Rettungswache.
- Aufwendige und raumintensive Archivierung entfällt.
- Zielgenaue Auswertung der Einsatzdaten ist auf Knopfdruck möglich.
- Abrechnung wird erleichtert.

2 Qualitätskriterien und Rahmenbedingungen im Rettungsdienst

2.29 Patientenverfügung

Ergänzen Sie die fehlenden Begriffe.

Mit einer schriftlichen Patientenverfügung können Patienten ______________ festlegen, welche medizinischen Maßnahmen für den Fall, dass sie nicht mehr für sich selbst entscheiden können, durchzuführen oder zu unterlassen sind. Damit wird sichergestellt, dass der ______________ der Behandlung zugrunde gelegt wird, auch wenn er in der aktuellen Situation nicht mehr geäußert werden kann. Jeder einwilligungsfähige Volljährige kann eine Patientenverfügung verfassen, die er ______________ formlos widerrufen kann. Es ist sinnvoll, aber nicht verpflichtend, sich von einem Arzt oder einer anderen fachkundigen Person beraten zu lassen.

Liegt keine ______________ vor oder sind die Festlegungen in einer Patientenverfügung zu unkonkret oder allgemein, entscheiden die ______________ gemeinsam mit dem Arzt auf der Grundlage des mutmaßlichen Patientenwillens über die anstehende Behandlung. In der ______________ ist es schwierig, die Patientenverfügung auf Gültigkeit zu prüfen.

2.29 Patientenverfügung

Mit einer schriftlichen Patientenverfügung können Patienten **vorsorglich** festlegen, welche medizinischen Maßnahmen für den Fall, dass sie nicht mehr für sich selbst entscheiden können, durchzuführen oder zu unterlassen sind. Damit wird sichergestellt, dass der **Patientenwille** der Behandlung zugrunde gelegt wird, auch wenn er in der aktuellen Situation nicht mehr geäußert werden kann. Jeder einwilligungsfähige Volljährige kann eine Patientenverfügung verfassen, die er **jederzeit** formlos widerrufen kann. Es ist sinnvoll, aber nicht verpflichtend, sich von einem Arzt oder einer anderen fachkundigen Person beraten zu lassen.

Liegt keine **Patientenverfügung** vor oder sind die Festlegungen in einer Patientenverfügung zu unkonkret oder allgemein, entscheiden die **gesetzlichen Vertreter** gemeinsam mit dem Arzt auf der Grundlage des mutmaßlichen Patientenwillens über die anstehende Behandlung. In der **Notfallsituation** ist es schwierig, die Patientenverfügung auf Gültigkeit zu prüfen.

2 Qualitätskriterien und Rahmenbedingungen im Rettungsdienst

2.30 Medizinproduktegesetz (MPG)

Das **Medizinproduktegesetz** (MPG) ist der Nachfolger der **Medizingeräteverordnung (MedGV).** Das MPG wurde am 1.1.2002 vollständig geändert. Zweck dieses Gesetzes ist es, den Verkehr mit Medizinprodukten zu regeln und dadurch für die Sicherheit, Eignung und Leistung der Medizinprodukte sowie den erforderlichen Schutz von Patienten, Anwendern und Dritten zu sorgen. Medizinprodukte werden nach dem Risikopotenzial in unterschiedliche Klassen eingeteilt.

Erläutern Sie die Klasseneinteilungen von Medizinprodukten und nennen Sie jeweils zwei Gerätebeispiele pro Klasse.

2.30 Medizinproduktegesetz (MPG)

Die Klasseneinteilung von Medizinprodukten lautet wie folgt:

- **Klasse 1:** Gehhilfen, Rollstühle, Pflegebetten, Stützstrümpfe, Verbände
- **Klasse 2a:** Trachealtuben, Einmalspritzen, Dentalmaterial, Desinfektionsmittel
- **Klasse 2b:** Beatmungsgeräte, Defibrillatoren, Spritzenpumpen, Infusionspumpen
- **Klasse 3:** Herzkatheter, Stents, künstliche Gelenke

2 Qualitätskriterien und Rahmenbedingungen im Rettungsdienst

2.31 Betreiber und Anwender von Medizinprodukten

Als Betreiber von Medizinprodukten gilt derjenige, der die Medizinprodukte anschafft. Anwender hingegen ist derjenige, der Medizinprodukte am Patienten anwendet. An beide Personengruppen stellt das Medizinproduktegesetz unterschiedliche Anforderungen.

Nennen Sie jeweils vier Anforderungen, die der Anwender und der Betreiber eines Medizinprodukts erfüllen müssen.

2.31 Betreiber und Anwender von Medizinprodukten

Anforderungen, die der Anwender erfüllen muss:

- Anwendung nur mit Einweisung
- Kenntnisvertiefung anhand der Betriebsanleitung
- Funktionsprüfung vor jeder Anwendung eines Medizinprodukts
- Bei Mängeln sofortige Meldung an den Gerätebeauftragten
- Bei Funktionsstörungen Gerät aus dem Verkehr ziehen und im Sperrlager deponieren (vor unbefugter Inbetriebnahme sichern)

Anforderungen, die der Betreiber erfüllen muss:

- CE-Kennzeichnung bei Neuanschaffung
- Durchführung bzw. Beauftragung von sicherheitstechnischen Kontrollen (STK)
- Durchführung bzw. Beauftragung von messtechnischen Kontrollen (MTK)
- Wartung und Prüfung von Geräten
- Medizingerätebücher und Gebrauchsanweisungen so vorhalten, dass der Anwender diese einsehen kann
- Bestandsverzeichnis führen
- Benennung eines Geräteverantwortlichen (sog. Medizinprodukte-Beauftragter)

2 Qualitätskriterien und Rahmenbedingungen im Rettungsdienst

2.32 Arzneimittelgesetz (AMG)

Im Rettungsdienst arbeitet der Mitarbeiter täglich mit Arzneimitteln. Entweder assistiert er dem Arzt bei der Verabreichung von Medikamenten oder führt die Applikation selbstständig durch. Deshalb sind Kenntnisse des **Arzneimittelgesetzes (AMG)** wichtig.

Nennen Sie vier rettungsdienstlich relevante Inhalte des Arzneimittelgesetzes.

2.32 Arzneimittelgesetz (AMG)

Zu den rettungsdienstlich relevanten Inhalten des AMG zählen:

- Definition des Arzneimittelbegriffs und sonstige Begriffsbestimmungen
- Anforderungen an die Arzneimittel
- Herstellung von Arzneimitteln
- Zulassung und Registrierung von Fertigarzneimitteln
- Abgabe von Arzneimitteln
- Schutz des Menschen bei der klinischen Prüfung
- Sicherung und Kontrolle der Qualität
- Beobachtung, Sammlung und Auswertung von Arzneimittelrisiken
- Überwachung

2 Qualitätskriterien und Rahmenbedingungen im Rettungsdienst

2.33 Hilfsfrist

In der Bundesrepublik Deutschland gilt in jedem der 16 Bundesländer ein eigenes **Landesrettungsdienstgesetz.** In diesem werden unter anderem die **Besatzung der Rettungsmittel** und die **Hilfsfristen** geregelt. Anhand der jeweiligen Hilfsfrist wird ermittelt, ob die Notwendigkeit neuer Wachenstandorte besteht oder ob die Vorhaltung der Rettungsmittel angepasst werden muss.

Nennen Sie die drei wesentlichen und planbaren Zeitabschnitte, die die Länge der Hilfsfrist beeinflussen.

2.33 Hilfsfrist

Die die Hilfsfrist beeinflussenden wesentlichen und planbaren Zeitabschnitte lauten:

- **Gesprächs- und Dispositionszeit:** Hier ist die Zeit gemeint, die der Disponent benötigt, um den Einsatz zu disponieren. Inzwischen gibt es im Einsatzleitrechner viele technische Hilfen, um diese Zeit zu verkürzen (Nächste-Fahrzeug-Strategie mittels GPS).
- **Ausrückzeit:** Gemeint ist die Zeit, die die Besatzung des Rettungsmittels braucht, um nach der Alarmierung das Fahrzeug zu besetzen und auszurücken. Diese Zeit sollte bei hauptamtlich besetzten Wachen nicht wesentlich länger als eine Minute am Tag und zwei Minuten in der Nacht dauern.
- **Anfahrtszeit:** Hier ist die eigentliche Anfahrt zum Patienten gemeint. Diese Zeit kann natürlich sehr variabel sein. Es gibt viele Faktoren, die diese Zeit beeinflussen (z. B. Wetter, Baustellen).

Zu den nicht planbaren Zeiten gehört die Zeit vom Eintreten der Notfallsituation bis zum Absetzen des Notrufs.
Die Hilfsfristen werden in jedem Bundesland unterschiedlich definiert.

2 Qualitätskriterien und Rahmenbedingungen im Rettungsdienst

2.34 Notfallsanitätergesetz (NotSanG)

Am 1.1.2014 ist das Notfallsanitätergesetz in Kraft getreten. Es regelt den Ablauf der Ausbildung zum Notfallsanitäter. Außerdem ist in diesem Gesetz festgeschrieben, wie die Ergänzungsprüfungen und -schulungen zu erfolgen haben. Ohne Ergänzungsprüfung ist es nicht möglich, dass Rettungsassistenten den Titel „Notfallsanitäter“ erhalten und führen dürfen.

Nennen Sie die vier Voraussetzungen, die ein Auszubildender erfüllen muss, um nach der Ausbildung die Urkunde als Notfallsanitäter zu beantragen.

2.34 Notfallsanitätergesetz (NotSanG)

Der Auszubildende

- muss die Ausbildungszeit abgeleistet und die staatliche Prüfung bestanden haben,
- darf sich nicht eines Verhaltens schuldig gemacht haben, aus dem sich eine Unzuverlässigkeit zur Ausübung des Berufs ergibt,
- muss in gesundheitlicher Hinsicht zur Ausübung des Berufs geeignet sein und
- muss über die für die Ausübung des Berufs erforderlichen Kenntnisse der deutschen Sprache verfügen.

2 Qualitätskriterien und Rahmenbedingungen im Rettungsdienst

2.35 Hygieneplan

In jeder Rettungswache in Deutschland befinden sich **Hygienepläne.** Diese sollen so ausgehängt sein, dass jeder Mitarbeiter Einsicht nehmen kann. Hygienepläne werden von einem beauftragten Mitarbeiter oder einer Arbeitsgruppe erstellt. Hygienepläne können mit dem Gesundheitsamt abgestimmt und von diesem kontrolliert werden.

Erläutern Sie die fünf „W“ in einem Hygieneplan.

2.35 Hygieneplan

Die fünf „W" im Hygieneplan haben folgende Bedeutung:

- **Wer** muss diese Hygienemaßnahme durchführen (Reinigungskraft, RD-Personal)?
- **Wann** muss diese Hygienemaßnahme durchgeführt werden?
- **Womit** muss diese Hygienemaßnahme durchgeführt werden (Mittel)?
- **Wie** muss die Hygienemaßnahme durchgeführt werden (Art der Anwendung)?
- **Was** muss desinfiziert bzw. gereinigt werden (Sozialraum, Toiletten)?

2 Qualitätskriterien und Rahmenbedingungen im Rettungsdienst

2.36 Qualitätsmanagement (QM)

Seit mehr als zehn Jahren hat das **Qualitätsmanagement** Einzug in den deutschen Rettungsdienst gehalten. Der Malteser Hilfsdienst z. B. wurde im Jahr 1998 als einzige Organisation bundesweit erstmalig zertifiziert. Es dauerte ungefähr zwei Jahre, um ein **Qualitätsmanagementsystem (QMS)** zu entwickeln und zu etablieren. Die Zertifizierungen erfolgen anhand DIN EN ISO 9001:2008.

Nennen Sie mindestens drei Gründe, warum es wichtig ist, ein Qualitätsmanagementsystem zu betreiben.

2.36 Qualitätsmanagement (QM)

Das Betreiben eines QMS ist aus folgenden Gründen wichtig:

- Um zur Teilnahme an europaweiten Ausschreibungen zugelassen zu werden, benötigen Hilfsorganisationen oder private Rettungsdienste zwingend eine Zertifizierung nach DIN EN ISO 9001:2008.
- Die DIN EN ISO 9001:2008 bietet einen zertifizierten Rahmen zur Erlangung einer höheren Kundenzufriedenheit.
- Anhand festgelegter Prozesse sind Arbeitsabläufe klar definiert und für jeden Mitarbeiter einsehbar. So können Fehler reduziert oder sogar vermieden werden.
- Im Rahmen des Qualitätsmanagements ist eine Bewertung der Lieferanten möglich.
- Die Mitarbeiter können Vorschläge zur Optimierung von Prozessen erarbeiten und einreichen.
- Qualitätsmanagement ist zwar teuer und ressourcenintensiv, bietet dem Unternehmen bei Nutzung eines etablierten Systems jedoch wirtschaftliche Vorteile.
- Es können Ziele für das Unternehmen definiert werden, die die Umsetzung eines kontinuierlichen Verbesserungsprozesses beinhalten.

2 Qualitätskriterien und Rahmenbedingungen im Rettungsdienst

2.37 Ausstattung von Rettungsmitteln nach DIN EN

Die DIN EN 1789 regelt die Ausstattung eines Rettungswagens. Neben Medizinprodukten in Form von Geräten (z. B. EKG oder Beatmungsgerät) müssen natürlich auch Medizinprodukte (Einmalprodukte), z. B. Infusionen und Material für venöse Zugänge, in einem Rettungswagen vorgehalten werden. Neben den mitzuführenden Medizinprodukten sind auch technische Ausstattung und Maße des Patientenraums eines RTW in der DIN EN 1789 geregelt.

Nennen Sie zehn Ausrüstungsgegenstände (neben dem medizinischen Equipment), die laut DIN EN 1789 im Rettungswagen vorzuhalten sind.

2.37 Ausstattung von Rettungsmitteln nach DIN EN

Folgende Ausrüstungsgegenstände sind gemäß DIN EN 1789 im Rettungswagen vorzuhalten:

- Funkgerät (digital/analog)
- Einsatzhorn und Blaulichtanlage
- Innen- und Außenbeleuchtung
- Tragetisch
- Kühlfach für Medikamente
- Brecheisen
- Axt
- Seitenschneider
- Feuerlöscher
- Straßenkarten/Navigationsgerät
- Persönliche Schutzausrüstung
- Warndreieck, ggf. Warnweste
- Taschenlampe
- Klemmbrett/Notfallprotokolle
- Feuerwehrhelm

?

2 Qualitätskriterien und Rahmenbedingungen im Rettungsdienst

2.38 Gewaltenteilung

In der Bundesrepublik Deutschland gilt das Grundprinzip einer demokratischen Gesellschaftsordnung. Artikel 20 GG verankert das Prinzip der Gewaltenteilung. Die Gewaltenteilung verhindert, dass eine Institution die alleinige Macht besitzt und somit ein Machtmissbrauch möglich wird.

Benennen Sie die drei Säulen der Gewalteinteilung und erklären Sie deren Prinzip.

2.38 Gewaltenteilung

Die drei Säulen der Gewaltenteilung sind:

- **Legislative (gesetzgebende Gewalt):** Sie berät und verabschiedet Gesetze. Die meisten Gesetze werden von der Bundesregierung eingebracht und vom Bundestag angenommen. Bei manchen Gesetzesvorlagen muss der Bundesrat zustimmen, bei anderen wiederum hat er nur ein Einspruchsrecht. Durch die Unterschrift des Bundespräsidenten werden die Gesetze in Kraft gesetzt.
- **Exekutive (vollziehende Gewalt):** Sie führt die Gesetze aus. Zur Exekutive gehören neben der Polizei und Staatsanwaltschaft auch Behörden, die Gesetze ausführen und überwachen.
- **Judikative (rechtsprechende Gewalt):** Sie überwacht die Einhaltung der Gesetze. Sie ist in Deutschland per Verfassung den Richtern anvertraut. Diese Richter können an verschiedenen Gerichten eingesetzt sein. Richter sind laut Verfassung unabhängig und nur dem Gesetz unterworfen.

2 Qualitätskriterien und Rahmenbedingungen im Rettungsdienst

2.39 Krankenversicherung

Im Gegensatz zu den Vereinigten Staaten von Amerika gilt in Deutschland eine allgemeine **Krankenversicherungspflicht.** Die Krankenversicherungen werden auch als Kostenträger bezeichnet. Diese Kostenträger sind für die Finanzierung des deutschen Rettungsdienstes zuständig. Die jährlichen Kosten für den Rettungsdienst in Deutschland belaufen sich auf mehr als 3 Mrd. Euro, was jedoch lediglich 2–3 % der gesamten Ausgaben des Gesundheitswesens entspricht.

Erklären Sie den Unterschied zwischen gesetzlicher und privater Krankenversicherung und erläutern Sie, wie sich der Beitragssatz der gesetzlichen Krankenversicherung zusammensetzt.

2.39 Krankenversicherung

Die gesetzliche Krankenversicherung ist eine Pflichtversicherung für alle Arbeitnehmer in Deutschland, deren Einkommen unter der Versicherungspflichtgrenze von 4575 Euro (für 2015) monatlichem Bruttogehalt liegt.
Gesetzlich Versicherte können sich privat zusatzversichern (Zahnersatz, Einzelzimmer).
Wer ein Einkommen über der Versicherungspflichtgrenze erzielt, darf sich privat versichern und muss nicht mehr in die gesetzliche Krankenversicherung einzahlen. Der Versicherte kann die Versicherungsleistungen frei wählen und muss dafür entsprechende Beiträge entrichten (Chefarzt, Einzelzimmer).
Ab dem 55. Lebensjahr kann die private Krankenversicherung nicht mehr gekündigt werden. Beamte und Soldaten sind privat teilversichert (mindestens 50 %).
Für Selbstständige und Freiberufler hat die Versicherungspflichtgrenze keine Relevanz. Ihnen steht frei, ob und bei welcher Versicherung sie sich versichern.
Der Beitragssatz der gesetzlichen Versicherung liegt bei 14,6 % des Bruttogehalts (Stand 2015) und wird jeweils zur Hälfte von Arbeitnehmer und Arbeitgeber finanziert. Der Arbeitnehmer muss zudem einen kassenindividuellen Zusatzbeitrag entrichten. Die Wahl der gesetzlichen Krankenkasse steht dem Arbeitnehmer frei, allerdings gibt es Unterschiede hinsichtlich der Leistungen.

2 Qualitätskriterien und Rahmenbedingungen im Rettungsdienst

2.40 Finanzierung des Rettungsdienstes

Die Organisation des Rettungsdienstes in Deutschland fällt in die Zuständigkeit der 16 Bundesländer und ist dementsprechend unterschiedlich gestaltet. **Kostenträger** des Rettungsdienstes in Deutschland sind grundsätzlich die Krankenkassen. Trotzdem gibt es Unterschiede in der Art und Weise der Finanzierung.

Erklären Sie den Unterschied zwischen dem Submissionsmodell und dem Konzessionsmodell.

2.40 Finanzierung des Rettungsdienstes

Submissionsmodell
Beim Submissionsmodell wird die Durchführung der Dienstleistung (Rettungsdienst und qualifizierter Krankentransport) von den Organisationen (MHD, DRK, JUH und privaten Unternehmen) übernommen. Der Träger des Rettungsdienstes (Landkreise, kreisfreie Städte) ist für die Vergütung der Organisationen zuständig, er wiederum erhält das Geld von den Kostenträgern. Nach Ansicht des EuGH ist dieses Modell ausschreibungspflichtig.

Konzessionsmodell
Beim Konzessionsmodell rechnen die Organisationen/Unternehmen ihre Leistungen direkt mit den Krankenkassen ab. Der Träger des Rettungsdienstes spielt keine Rolle bei der Vergütung. Dieses Modell ist nach Auffassung des EuGH nicht ausschreibungspflichtig.

2 Qualitätskriterien und Rahmenbedingungen im Rettungsdienst

2.41 Allgemeine Anforderungen an ein QMS

In vielen Rettungsdienstbereichen ist ein **Qualitätsmanagementsystem (QMS)** nötig, um die Rahmenbedingungen für eine Bewerbung bei einer Ausschreibung erfüllen zu können. Neben den Hauptprozessen, den Aufgaben der obersten Leitung oder des Qualitätsmanagementbeauftragten gibt es noch **allgemeine Anforderungen** an ein Qualitätsmanagementsystem.

Nennen Sie drei allgemeine Anforderungen an ein Qualitätsmanagementsystem.

2.41 Allgemeine Anforderungen an ein QMS

Zu den allgemeinen Anforderungen an ein QMS zählen:

- Festlegen der erforderlichen Prozesse und ihrer Anwendung
- Festlegen der Abfolge und Wechselwirkung dieser Prozesse
- Festlegen der erforderlichen Kriterien und Methoden für die Durchführung und Lenkung der Prozesse
- Sicherstellen von Ressourcen und Informationen für die Durchführung und Überwachung der Prozesse
- Überwachung, Messung und Analyse der Prozesse
- Treffen von Maßnahmen zur kontinuierlichen Prozessoptimierung

2 Qualitätskriterien und Rahmenbedingungen im Rettungsdienst

2.42 Aufgaben der obersten Leitung beim QM

Im Bereich des **Qualitätsmanagements (QM)** sind zahlreiche Personen beschäftigt. Eine dieser Personen ist die **oberste Leitung,** also diejenige, die im Organigramm einer Organisation oder eines Betriebes an der Spitze steht und entsprechend die Verantwortung trägt.

Nennen Sie fünf Aufgaben der obersten Leitung innerhalb eines Qualitätsmanagementsystems.

2.42 Aufgaben der obersten Leitung beim QM

Zu den Aufgaben der obersten Leitung eines QMS zählen:

- Festlegen der Qualitätspolitik
- Sicherstellen der Qualitätszielfestlegung
- Sicherstellen der Verfügbarkeit von Ressourcen
- Aufrechterhalten des Qualitätsmanagementsystems bei Änderungen
- Sicherstellen der Nominierung und Bekanntmachung eines QM-Verantwortlichen im Unternehmen
- Sicherstellen der Einführung einer internen Kommunikation zum Qualitätsmanagementsystem
- Sicherstellen der Ermittlung von Kundenanforderungen und der Erhöhung der Kundenzufriedenheit
- Sicherstellen der Finanzierung des Qualitätsmanagementsystems
- Stakeholderanalyse/Bewertung
- Risikoanalyse

2 Qualitätskriterien und Rahmenbedingungen im Rettungsdienst

2.43 Aufgaben des Qualitätsmanagementbeauftragten

Im Bereich des Qualitätsmanagements muss zwingend ein **Qualitätsmanagementbeauftragter (QMB)** benannt und ausgebildet werden. Der QMB ist das Bindeglied zwischen der obersten Leitung und der Belegschaft. Gerade bei der Einführung eines Qualitätsmanagementsystems ist der QMB als Motivator gefordert, um die Mitarbeiter für das System zu begeistern.

Nennen Sie sechs Aufgaben des Qualitätsmanagementbeauftragten.

2.43 Aufgaben des Qualitätsmanagementbeauftragen

Zu den Aufgaben des Qualitätsmanagementbeauftragten zählen:

- Kommunikation der Qualitätsgrundsätze
- Sicherstellen der QM-Nachweisdokumentation
- Mitwirkung an der Bewertung von Prüfergebnissen und Kundenbefragungen
- Koordination und Begleitung des jährlichen Audits
- Planung und Auswertung der internen Audits
- Erstellung einer Lieferantenbewertung
- Dokumentenlenkung und -archivierung
- Mitarbeiterschulung
- Überwachung der Prozesse
- Planung und Durchführung der Kundenbefragung

2 Qualitätskriterien und Rahmenbedingungen im Rettungsdienst

2.44 Gefahrstoffverordnung (GefStoffV)

Alle Mitarbeiter des Rettungsdienstes haben Kontakt zu diversen **Gefahrstoffen** wie z. B. Desinfektionsmitteln. Als Gefahrstoffe werden Substanzen bezeichnet, die Eigenschaften wie „brandfördernd", „giftig" o. Ä. beinhalten. Der Arbeitgeber muss sicherstellen, dass den Beschäftigten eine schriftliche Betriebsanweisung mit einer Gefährdungsbeurteilung in einer für die Beschäftigten verständlichen Form und Sprache zugänglich gemacht wird.

Nennen Sie die drei Punkte, die eine solche Betriebsanweisung mindestens enthalten muss.

2.44 Gefahrstoffverordnung (GefStoffV)

Folgende drei Punkte müssen mindestens in einer Betriebsanweisung enthalten sein:

1. **Informationen über die am Arbeitsplatz vorhandenen oder entstehenden Gefahrstoffe,** z. B. Bezeichnung der Gefahrstoffe, deren Kennzeichnung sowie mögliche Gefährdungen der Gesundheit und der Sicherheit
2. **Informationen über das am Arbeitsplatz verwendete Produkt,** z. B. Bezeichnung der Gefahrstoffe, die in diesem Produkt enthalten sind, sowie die mögliche Gefährdung der Gesundheit
3. **Informationen über angemessene Verhaltensregeln und Vorsichtsmaßnahmen,** die die Beschäftigten zu ihrem eigenen und zum Schutz der Kollegen am Arbeitsplatz beachten müssen, z. B. Hygieneplan und PSA
4. **Informationen über Betriebsstörungen und Unfälle** sowie Maßnahmen zur Verhütung derselben

Die Betriebsanweisung muss bei jeder maßgeblichen Veränderung am Arbeitsplatz zeitnah aktualisiert werden.

2 Qualitätskriterien und Rahmenbedingungen im Rettungsdienst

2.45 Unterweisung

Mitarbeiter im Rettungsdienst müssen über viele Gesetze, Verordnungen und Betriebsanweisungen in Kenntnis gesetzt werden. Es ist üblich, dass ein neuer Mitarbeiter auf der Rettungswache eine **Ein- und Unterweisung** erhält. Diese muss sorgfältig dokumentiert werden, um sie im Rahmen eines Audits oder bei Begehungen nachweisen zu können.

Nennen Sie mindestens acht Punkte (Verordnungen oder Gesetze), die Inhalt einer Unterweisung sein sollten.

2.45 Unterweisung

Folgende Punkte gehören zum Inhalt einer Unterweisung:
- Gefahrstoffe
- Brandschutz
- Mutterschutz
- Hygienehandbuch
- Infektionsfahrten
- Jugendschutz
- Infektionsschutzgesetz (IfSG)
- Schweigepflicht
- Sonderrecht/Wegerecht
- Unfallverhütungsvorschriften (aber nur die wichtigen Vorschriften)
- Medizinproduktegesetz (MPG)
- Persönliche Schutzausrüstung (PSA)
- Jugendarbeitsschutzgesetz (JArbSchG)
- Arzneimittel/BtM
- Arbeitsunfall/Wegeunfall
- Biostoffe

2 Qualitätskriterien und Rahmenbedingungen im Rettungsdienst

2.46 Anforderungen an die persönliche Schutzausrüstung (PSA)

Der Arbeitgeber ist verpflichtet, für seine Mitarbeiter **eine persönliche Schutzausrüstung (PSA)** zur Verfügung zu stellen. Der Mitarbeiter wiederum verpflichtet sich, die ihm zur Verfügung gestellte PSA zu nutzen. Im Rettungsdienst wird die persönliche Schutzausrüstung bei jedem Einsatz getragen. Sinn und Zweck ist es, mit Hilfe der PSA die Gefährdung für den Mitarbeiter zu minimieren.

Nennen Sie vier allgemeine Anforderungen, die bei der persönlichen Schutzausrüstung von Bedeutung sind.

2.46 Anforderungen an die persönliche Schutzausrüstung (PSA)

Zu den allgemeinen Anforderungen an die persönliche Schutzausrüstung zählen:

- Die PSA ist für den Gebrauch durch **einen** Beschäftigten bestimmt.
- Die PSA muss dem jeweiligen Benutzer richtig passen.
- Werden mehrere persönliche Schutzausrüstungen gleichzeitig benutzt, so ist darauf zu achten, dass die Schutzwirkung der einzelnen Ausrüstungen nicht beeinträchtigt wird.
- Während der gesamten Nutzungsdauer muss die PSA gut funktionieren und sich stets in hygienisch einwandfreiem Zustand befinden.
- Die bereitgestellte PSA ist bestimmungsgemäß zu benutzen.
- Für jede bereitgestellte PSA muss eine Gebrauchsinformation vorhanden sein.

2 Qualitätskriterien und Rahmenbedingungen im Rettungsdienst

2.47 Kontinuierlicher Verbesserungsprozess (KVP)

Im Bereich des QM ist der **kontinuierliche Verbesserungsprozess (KVP)** wichtig, um Prozesse und Abläufe zu optimieren. Ziel des KVP ist es, eine höhere Kunden- und Mitarbeiterzufriedenheit zu erreichen. Die Darstellung des KVP erfolgt mit Hilfe des sog. *Deming*-Kreises, auch PDCA-Zyklus genannt, der einen 4-phasigen Problemlösungsprozess beschreibt.

Beschriften Sie die Abbildung mit den vier Elementen des *Deming*-Kreises und erklären Sie die vier Elemente.

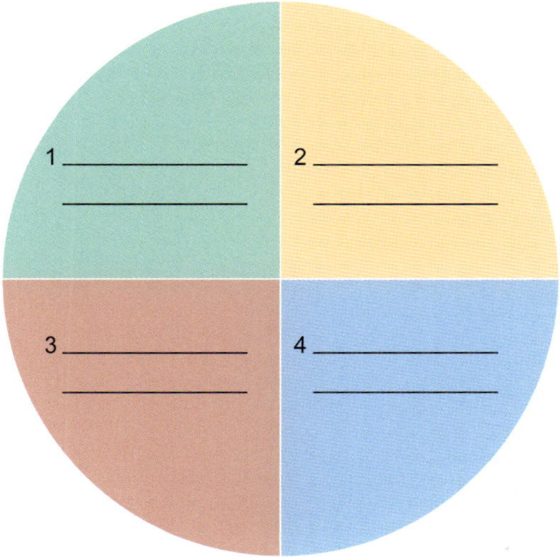

Abb. 2.2 PDCA-Zyklus/Kontinuierlicher Verbesserungsprozess [L231]

2.47 Kontinuierlicher Verbesserungsprozess (KVP)

Die vier Elemente lauten:

1. **P**lan (Planen)
2. **D**o (Umsetzen)
3. **C**heck (Überprüfen)
4. **A**ct (Handeln)

Zunächst wird ein Prozess ausführlich geplant. Anschließend wird er streng nach Plan ausgeführt. In einem nächsten Schritt wird geprüft, ob das Ergebnis wie geplant erreicht wurde. Sollte dies nicht der Fall sein, erfolgt eine Anpassung.
Danach wird der angepasste Prozess wieder nach den Vorgaben des PDCA-Zyklus abgearbeitet und wenn nötig weiter verbessert, bis das Optimum erreicht ist.

2 Qualitätskriterien und Rahmenbedingungen im Rettungsdienst

2.48 Audit beim Qualitätsmanagement

Ergänzen Sie die fehlenden Begriffe.

In regelmäßigen Abständen müssen ______________ der Wirksamkeit des QMS, sog. ______________, durchgeführt werden. Es gibt verschiedene Arten von Audits. Beim ______________ Audit kommt ein Auditor auf die Wache, der in der Regel bei derselben Hilfsorganisation arbeitet und eine eher ______________ Funktion hat. Er weist auf Abweichungen von den aufgestellten Regeln hin. Dies dient der eigenen Überprüfung und zur Vorbereitung auf die externe Überprüfung. Beim ______________ Audit kommt ein Auditor einer Zertifizierungsorganisation zur Rettungswache. Dieser ist für die eigentliche ______________ zuständig und darf diese dem Unternehmen unter bestimmten Umständen verweigern. Neben den ______________ müssen die oberste Leitung und der ______________ bei einem externen Audit anwesend sein. Werden hier ______________ festgestellt, erstellt der QM-Beauftragte einen ______________, um diese Abweichungen bis zum Wiederholungsaudit systematisch abzustellen.

2.48 Audit beim Qualitätsmanagement

In regelmäßigen Abständen müssen **Überprüfungen** der Wirksamkeit des QMS, sog. **Audits,** durchgeführt werden. Es gibt verschiedene Arten von Audits. Beim **internen** Audit kommt ein Auditor auf die Wache, der in der Regel bei derselben Hilfsorganisation arbeitet und eine eher **beratende** Funktion hat. Er weist auf Abweichungen von den aufgestellten Regeln hin. Dies dient der eigenen Überprüfung und zur Vorbereitung auf die externe Überprüfung. Beim **externen** Audit kommt ein Auditor einer Zertifizierungsorganisation zur Rettungswache. Dieser ist für die eigentliche **Zertifizierung** zuständig und darf diese dem Unternehmen unter bestimmten Umständen verweigern. Neben den **Mitarbeitern** müssen die oberste Leitung und der **QM-Beauftragte** bei einem externen Audit anwesend sein. Werden hier **Abweichungen** festgestellt, erstellt der QM-Beauftragte einen **Maßnahmenplan,** um diese Abweichungen bis zum Wiederholungsaudit systematisch abzustellen.

2 Qualitätskriterien und Rahmenbedingungen im Rettungsdienst

2.49 Wirtschaftliche Rahmenbedingungen

Der Rettungsdienst in der Bundesrepublik Deutschland wird über Benutzerentgelte finanziert, die ein Teil des ausgehandelten Budgets sind und von den Krankenkassen übernommen werden. Ziel sollte sein, mit den zur Verfügung gestellten Mitteln die **höchstmögliche Qualität** im Rettungsdienst zu erreichen.

Nennen Sie vier Bedingungen, um die optimalen Rahmen- und Arbeitsbedingungen für die Patientenversorgung zu erhalten.

2.49 Wirtschaftliche Rahmenbedingungen

Um die optimalen Rahmen- und Arbeitsbedingungen für die Patientenversorgung zu erhalten, sind folgende Aspekte maßgeblich:

- Auswahl eines geeigneten Standorts für die Rettungswache, um die gesetzlichen Hilfsfristen einhalten zu können (in der Regel durch ein Gutachten bestimmt)
- Vorhaltung der Rettungsmittel nach Bedarfsplan
- Ausstattung der Rettungsmittel mit Medizinprodukten nach DIN-Norm
- Vorhalten von zahlenmäßig ausreichendem und qualifiziertem Personal (siehe Rettungsmittelbedarfsplan)
- Überprüfung der Wirtschaftlichkeit
- Zur Prozessoptimierung sollten Kennzahlen erhoben und verglichen werden

2 Qualitätskriterien und Rahmenbedingungen im Rettungsdienst

2.50 Ökologische Rahmenbedingungen

Die **ökologischen Rahmenbedingungen** im Rettungsdienst orientieren sich in erster Linie an rechtlichen und hygienischen Vorgaben. In den letzten Jahren haben im deutschen Rettungsdienst immer mehr Einmalartikel Einzug gehalten. Es wird diskutiert, ob die Umstellung auf Einmalmaterial sinnvoll ist. Heute können fast alle im Rettungsdienst genutzten Gegenstände als Einmalmaterial angeschafft werden.

Nennen Sie jeweils drei Vor- und Nachteile für die Verwendung von Einmalmaterial im Rettungsdienst.

2.50 Ökologische Rahmenbedingungen

Vorteile:

- Einmalprodukte werden vom Hersteller hygienisch einwandfrei produziert. Es ist damit ausgeschlossen, dass bei der hygienischen Aufbereitung durch das RD-Personal Fehler passieren, die dem Patienten schaden könnten.
- Da die hygienische Aufbereitung entfällt, werden weniger toxische Stoffe in die Umwelt abgegeben.
- Der Aufbau eines Hygieneraums ist umfangreicher, wenn dort Mehrwegmaterial hygienisch aufbereitet werden muss (z. B. Waschmaschinen).
- Es werden personelle Ressourcen geschaffen, da die Aufbereitung von Mehrwegartikeln teilweise sehr zeitaufwendig ist.

Nachteile:

- Einmalartikel erhöhen die Menge des anfallenden Mülls erheblich.
- Das Herstellen und Verpacken der Einmalmaterialien verbraucht Energie und Rohstoffe.
- Es muss mehr Lagerfläche zur Verfügung gestellt werden.
- Auf den ersten Blick ist die Vorhaltung von Einmalmaterial teurer.

2 Qualitätskriterien und Rahmenbedingungen im Rettungsdienst

2.51 Transportverweigerung

Bei vielen Einsätzen wird der Notruf nicht von den direkt Betroffenen, sondern von Ersthelfern oder Angehörigen abgesetzt. Deshalb kommt es hin und wieder vor, dass der Patient sich nicht behandeln oder transportieren lassen möchte. Sollte es zu einer **Transportverweigerung** durch den Patienten kommen, sind eine ausführliche Aufklärung des Patienten und die sorgfältige Dokumentation sehr wichtig.

Nennen Sie drei Situationen, in denen seitens des Patienten ein Ausschluss der freien Willensbestimmung vorliegt.

2.51 Transportverweigerung

In folgenden Fällen liegt ein patientenseitiger Ausschluss der freien Willensbestimmung vor:

- Die Sinne des Patienten sind stark beeinträchtigt. Dies könnte der Fall sein, wenn der Patient **massiv alkoholisiert** ist. Solche Patienten dürfen nicht alleine gelassen werden. Zur Not muss der Patient in die Obhut der Polizei gegeben werden.
- Der Patient ist **minderjährig.** In diesem Fall entscheiden die Erziehungsberechtigten, ob ein Transport notwendig ist oder nicht.
- Der Patient hat einen **gesetzlichen Betreuer/Vormund.** Dieser muss über eine Transportverweigerung entscheiden.
- Der Patient ist **psychisch krank** und es liegt eine Eigengefährdung vor.

In jedem Bundesland gelten für den Fall einer „Zwangseinweisung" eigene Gesetze.

2 Qualitätskriterien und Rahmenbedingungen im Rettungsdienst

2.52 Pflichten für den Behandelnden

Im Patientenrechtegesetz (§ 630 BGB) sind die diversen **Pflichten für den Behandelnden** klar definiert. Zu den Pflichten gehören das Informieren des Patienten, die Behandlung (nach entsprechender Einwilligung), das Aufklären und die Behandlungsdokumentation. Die Notfallsituation wurde vom Gesetzgeber in diesem Gesetz separat berücksichtigt.

Nennen Sie zwei Situationen, in denen die Pflichten des Behandelnden vom Wortlaut des Gesetzes abweichen.

2.52 Pflichten für den Behandelnden

In folgenden Situationen weichen die Pflichten des Behandelnden vom Wortlaut des Gesetzes ab:

- Eine Behandlung des Patienten darf auch ohne Einwilligung durchgeführt werden, wenn es z. B. aufgrund einer **Bewusstlosigkeit** des Patienten nicht möglich ist, diese einzuholen. Hier ist von einer **mutmaßlichen Einwilligung** des Patienten auszugehen.
- Eine genaue Aufklärung des Patienten über die durchzuführende Maßnahme ist nicht notwendig, wenn diese **Maßnahme unaufschiebbar** und unbedingt erforderlich ist, und wenn aufgrund der Dringlichkeit die Möglichkeit zur Aufklärung nicht gegeben ist.

2 Qualitätskriterien und Rahmenbedingungen im Rettungsdienst

2.53 Aufgaben des Notfallsanitäters (NFS)

Im **Notfallsanitätergesetz (NotSanG)** sind die Aufgaben des Notfallsanitäters genau definiert. In der Ausbildungs- und Prüfungsverordnung hingegen wird zwischen anlassbezogenen Maßnahmen und Maßnahmen der erweiterten notärztlichen Therapie unterschieden. Da es sich bei diversen Maßnahmen um eigentlich heilkundliche Maßnahmen handelt, hat der Gesetzgeber enge Voraussetzungen geschaffen, unter denen der Notfallsanitäter tätig werden darf.

Nennen Sie drei Voraussetzungen, die erfüllt sein müssen, damit der Notfallsanitäter heilkundliche Maßnahmen durchführen darf.

2.53 Aufgaben des Notfallsanitäters (NFS)

Folgende Voraussetzungen müssen erfüllt sein, damit der Notfallsanitäter heilkundliche Maßnahmen durchführen darf:

- Beim Patienten liegt eine vitale Bedrohung vor oder es sind schwerwiegende Folgeschäden bei ausbleibender Behandlung zu befürchten.
- Bis zum Eintreffen eines Arztes an der Einsatzstelle oder bis zur Übergabe im Krankenhaus ist mit einer massiven Verschlechterung des Zustands des Patienten zu rechnen.
- Es gilt das Verhältnismäßigkeitsprinzip: Mit jeder Maßnahme muss ein legitimer Zweck verfolgt werden – in diesem Fall die Stabilisierung und Rettung des Patienten.

2 Qualitätskriterien und Rahmenbedingungen im Rettungsdienst

2.54 Beschwerdemanagement im Rettungsdienst

Das **Beschwerdemanagement** ist ein wichtiger Punkt des Qualitätsmanagementsystems (QMS). Im Rettungsdienst gibt es viele Bereiche, die am Beschwerdemanagement beteiligt sind. Neben den Beschwerden der Patienten, Angehörigen und der Leitstelle müssen auch die Beschwerden der Mitarbeiter ernst genommen werden.

Nennen Sie vier Regeln, die für die Durchführung eines Beschwerdemanagements nötig sind.

2.54 Beschwerdemanagement im Rettungsdienst

Folgende Regeln sind für die Durchführung eines Beschwerdemanagements nötig:

- Jede Beschwerde oder Kritik muss ernst genommen werden.
- Jede Beschwerde oder Kritik wird innerhalb eines klar definierten Zeitfensters, welches natürlich relativ kurz sein sollte, bearbeitet.
- Beschwerde und Kritik dürfen nicht als Strafe empfunden werden.
- Mit dem Beschwerdeführer wird persönlich Kontakt aufgenommen.
- Entwicklung eines einheitlichen Beschwerdebogens.
- Bei jeder Beschwerde wird eine wertschätzende Lösung angestrebt.
- Transparente Kommunikation von Maßnahmen, die aus der Beschwerde resultieren.

2 Qualitätskriterien und Rahmenbedingungen im Rettungsdienst

2.55 Unterlassene Hilfeleistung

§ 323c StGB lautet:
Wer bei Unglücksfällen oder gemeiner Gefahr oder Not nicht Hilfe leistet, obwohl dies erforderlich und ihm den Umständen nach zuzumuten, insbesondere ohne erhebliche eigene Gefahr und ohne Verletzung anderer wichtiger Pflichten möglich ist, wird mit Freiheitsstrafe *bis zu einem Jahr oder mit* Geldstrafe *bestraft.*

Nennen Sie vier Situationen, bei denen Sie nicht verpflichtet sind, Hilfe zu leisten.

2.55 Unterlassene Hilfeleistung

Die Pflicht zur Hilfeleistung entfällt in folgenden Fällen:

- Meine physischen und psychischen Kräfte reichen nicht aus, um zu helfen.
- Es haben bereits qualifizierte Ersthelfer (Arzt, Krankenpflege- und Rettungsdienstpersonal in Zivil) die Versorgung des Patienten übernommen.
- Ich muss erhebliche Gefahren für die eigene Person in Kauf nehmen (Rettung aus einem brennenden Haus).
- Ich müsste eigene wichtige Pflichten vernachlässigen (Fürsorgepflicht und Aufsichtspflicht für Kinder).
- Der Patient selbst oder andere Personen hindern mich daran, dem Patienten zu helfen und drohen sogar Gewalt an.

2 Qualitätskriterien und Rahmenbedingungen im Rettungsdienst

2.56 Körperverletzung

Im Rettungsdienst ist es üblich, einem Patienten durch invasive Eingriffe, z. B. Anlage eines venösen Zugangs, eine **Körperverletzung** zuzufügen. § 223 StGB definiert die Körperverletzung wie folgt:
(1) Wer eine andere Person körperlich misshandelt oder an der Gesundheit schädigt, wird mit Freiheitsstrafe bis zu fünf Jahren oder mit Geldstrafe *bestraft. (2) Der Versuch ist strafbar.*

Nennen Sie drei Situationen im Rettungsdienst, in denen die Durchführung invasiver Maßnahmen nicht als Körperverletzung gilt.

2.56 Körperverletzung

In folgenden Situationen im Rettungsdienst gilt die Durchführung invasiver Maßnahmen nicht als Körperverletzung:

- Der Patient wurde über die Maßnahme und deren mögliche Komplikationen aufgeklärt und hat dieser Maßnahme zugestimmt.
- Bei einem bewusstlosen Patienten kann von einer mutmaßlichen Einwilligung, also dem Behandlungswunsch eines durchschnittlichen Menschen, ausgegangen werden.
- Sollte der Patient minderjährig sein oder einen gesetzlichen Betreuer haben, muss der Betreuer bzw. die erziehungsberechtigte Person aufgeklärt werden und der Maßnahme zustimmen.
- In Notfallsituationen müssen invasive Maßnahmen ggf. sofort durchgeführt werden. Daher fehlt oft die Zeit für ein Aufklärungsgespräch. Auch in diesem Fall kann man sich auf die mutmaßliche Einwilligung des Patienten berufen.

2 Qualitätskriterien und Rahmenbedingungen im Rettungsdienst

2.57 Begehen durch Unterlassen

Rettungsdienstmitarbeiter sind aufgrund ihrer Dienstkleidung und des Rettungsfahrzeugs für jeden Bürger leicht als sogenannte „Garanten“ zu erkennen. Der Mitarbeiter kann sich strafbar machen, wenn er dem Patienten Maßnahmen oder Medikamente vorenthält und ihn somit schädigt. In diesem Fall kommt § 13 StGB „Begehen durch Unterlassen“ zum Tragen.

Erklären Sie den Unterschied zwischen echten und unechten Unterlassungsdelikten und geben Sie jeweils mindestens ein Beispiel.

2.57 Begehen durch Unterlassen

Echte Unterlassungsdelikte

Echte Unterlassungsdelikte sind solche, bei denen das Gesetz selbst die Gebotsnorm aufstellt und sich das unterlassende Verhalten des Täters im Verstoß gegen diese Gebotsnorm erschöpft.

Beispiele:

- Unterlassene Hilfeleistung gemäß § 323c StGB
- Nichtanzeige geplanter Straftaten gemäß § 138 StGB

Unechte Unterlassungsdelikte

Ein unechtes Unterlassungsdelikt liegt immer dann vor, wenn der Täter aus seiner besonderen Stellung heraus (Garantenstellung) den Taterfolg durch aktives Tun hätte verhindern können oder müssen.

Beispiele:

- Lebenswichtige Maßnahmen werden dem Patienten vorenthalten und sorgen so für eine Schädigung desselben, obwohl dem RD-Mitarbeiter in dieser Situation ein Handeln zuzumuten gewesen wäre, um die Gefahr abzuwenden.
- Eine zeitliche Verzögerung des Notfalleinsatzes durch das Personal, z. B. fahrzeugferner Aufenthaltsort oder Nichtunterbrechung der Mittagspause, die zu einer Patientenschädigung führt.

2 Qualitätskriterien und Rahmenbedingungen im Rettungsdienst

2.58 Patientenrechtegesetz (PRG)

Durch das Patientenrechtegesetz (§ 630a BGB), welches im Februar 2013 in Kraft getreten ist, wurden die zuvor verstreuten Patientenrechte gebündelt. Zudem ist die Stellung des Patienten im Gesundheitssystem gestärkt worden. Die bisher bestehenden Gesetze wurden durch die Gerichte neu interpretiert bzw. konkretisiert und zu einem Gesetz zusammengefasst.

Nennen Sie sechs Inhalte des Patientenrechtegesetzes, die für den Rettungsdienst relevant sind.

2.58 Patientenrechtegesetz (PRG)

Folgende Inhalte des PRG sind für den Rettungsdienst relevant:

- Behandlungsfehler
- Arzthaftung
- Aufklärung
- Patientenakte
- Beweislastumkehr
- Rechtestärkung gegenüber den Krankenkassen
- Patientenbeteiligung
- Patienteninformation
- Patientenverfügung

2 Qualitätskriterien und Rahmenbedingungen im Rettungsdienst

2.59 Medizinproduktebuch (MPB)

Für diverse Medizinprodukte, die im Rettungsdienst verwendet werden (z. B. Beatmungsgerät), müssen laut Anlage 1 und 2 der Medizinprodukte-Betreiberverordnung sogenannte **Medizinproduktebücher** geführt werden. Der Anwender soll das Medizinproduktebuch nutzen, um seine Kenntnisse über das jeweilige Gerät zu vertiefen. Der Betreiber nutzt dieses Buch vor allem zur Gewährleistung der Dokumentation.

Nennen Sie fünf Bereiche, die zum Inhalt eines Medizinproduktebuchs gehören.

2.59 Medizinproduktebuch (MPB)

Folgende Bereiche gehören zum Inhalt eines Medizinproduktebuchs:

- Bezeichnung/Identifikation
- Funktionsprüfung/Einweisung
- Name des Gerätebeauftragten
- Name der eingewiesenen Person
- Vorgeschriebene Kontrollen
- Fristen STK
- Anschriften der Wartungsfirmen
- Funktionsstörungen
- Meldungen von Vorkommnissen an Behörden oder Hersteller

2 Qualitätskriterien und Rahmenbedingungen im Rettungsdienst

2.60 Freiheitsberaubung

Freiheitsberaubung ist die Beeinträchtigung der persönlichen Fortbewegungsfreiheit eines Menschen („Einsperren"). Der Tatbestand der Freiheitsberaubung wird in § 239 StGB definiert. Die Beeinträchtigung muss für eine nicht ganz unerhebliche Zeit andauern. Zur Freiheitsberaubung gehören z. B. Maßnahmen wie die Fixierung eines Patienten und die Verabreichung von sedierenden Medikamenten.

Nennen Sie drei Situationen, in denen im Rettungsdienst eine Freiheitsberaubung gestattet ist.

2.60 Freiheitsberaubung

In folgenden Situationen ist im Rettungsdienst eine Freiheitsberaubung gestattet:

- Einwilligung des (einwilligungsfähigen) Patienten
- Mutmaßliche Einwilligung des (nicht einwilligungsfähigen) Patienten
- Genehmigung des Betreuungsgerichts (früher Vormundschaftsgericht)
- Notwehr
- Nothilfe
- Rechtfertigender Notstand

2 Qualitätskriterien und Rahmenbedingungen im Rettungsdienst

2.61 Zwangseinweisung

Jedes Bundesland hat seine eigenen Gesetze, in denen geregelt ist, wie eine Zwangseinweisung durchzuführen ist. In Niedersachsen werden Zwangseinweisungen im sogenannten PsychKG (Psychisch-Kranken-Gesetz) geregelt. Eine Zwangseinweisung wird durchgeführt, wenn der Patient unter einer psychiatrischen Erkrankung leidet und eine Eigengefährdung oder eine Fremdgefährdung vorliegt. Da die Patienten unter einer Erkrankung leiden, müssen die Patienten fachlich betreut werden. Deshalb gehören diese Transporte zu dem Aufgabenbereich des Rettungsdienstes oder des qualifizierten Krankentransports.

Welche Personen müssen bei einer Zwangseinweisung in der Regel anwesend sein, damit die Zwangseinweisung durchgeführt werden kann?

2.61 Zwangseinweisung

- Ein Vertreter/Beamter vom Ordnungsamt, der die Durchführung der Zwangseinweisung überwacht.
- Ein Arzt, der die psychiatrische Erkrankung und die Eigen-/Fremdgefährdung diagnostiziert und die entsprechenden Papiere ausstellt.
- Ein entsprechendes Transportmittel (RTW/KTW)
- Die Polizei wenn es nötig ist, dass körperliche Gewalt (Handschellen) oder ähnliches notwendig ist, um den Transport durchzuführen.

2 Qualitätskriterien und Rahmenbedingungen im Rettungsdienst

2.62 Gesetzliche Unfallversicherung

Die gesetzliche Unfallversicherung ist einer der 5 Säulen der Sozialversicherungen in der Bundesrepublik Deutschland. Bereits im Jahr 1884 wurde die gesetzliche Unfallversicherung ins Leben gerufen. Der primäre Zweck dieser Versicherung ist es, Arbeitsunfälle und Berufskrankheiten zu verhüten. Sollte es trotz der üblichen Unfallverhütungsvorschriften zu einem Arbeitsunfall kommen, stehen den versicherten Personen diverse Leistungen zu. Nicht nur der Arbeitsunfall (Unfall während der Arbeitszeit) sondern auch der Wegeunfall (Unfall auf dem Weg zur Arbeitsstelle) sind versichert.

Nennen Sie 4 Personengruppen, die über die gesetzliche Unfallversicherung pflichtversichert sind.

2.62 Gesetzliche Unfallversicherung

- Arbeitnehmer
- Auszubildende im Betrieb und an der Berufsschule
- Landwirte und Ihre Familienangehörigen
- Kinder, die in einem Kindergarten oder einer KITA betreut werden
- Schülerinnen und Schüler an allgemeinbildenden Schulen
- Personen, die ehrenamtlich im Katastrophenschutz tätig sind
- Wahlhelfer
- Zeugen, die vor einem deutschen Gericht aussagen müssen
- Personen, die in Notlagen Erste Hilfe leisten
- Patienten, die sich in einer stationären Behandlung befinden

2 Qualitätskriterien und Rahmenbedingungen im Rettungsdienst

2.63 Pflegeversicherung

Die gesetzliche Pflegeversicherung ist die jüngste Säule der Sozialversicherungen in der Bundesrepublik Deutschland. Die Pflegeversicherung wurde 1995 ins Leben gerufen und im Jahr 2017 mit dem sogenannten Pflegestärkungsgesetz reformiert. Pflichtversichert ist jede Person, die Mitglied einer gesetzlichen oder auch privaten Krankenversicherung ist. Die Leistungen der Pflegekasse richten sich nach dem Pflegegrad, der durch einen Gutachter des medizinischen Dienstes der Krankenkasse (MDK) ermittelt wird, und nach den Kriterien, ob die Pflege ambulant oder stationär (Pflegeheim) durchgeführt wird.

Nennen Sie 5 Leistungen, die die versicherten Patienten von der Pflegekasse in Anspruch nehmen können, wenn ein entsprechender Pflegegrad festgestellt wurde.

2.63 Pflegeversicherung

- Pflegegeld bei häuslicher Pflege
- Pflegesachleistungen bei häuslicher Pflege
- Beitrag zu den Kosten einer stationären Pflege
- Beitrag zur Tagespflege oder Nachtpflege
- Pflegevertretung bei häuslicher Pflege
- Kurzzeitpflege (Urlaub von der Pflege für pflegende Angehörige)
- Finanzielle Unterstützung bei nötigen Umbaumaßnahmen
- Anschubfinanzierung zur Gründung einer Wohngruppe

2 Qualitätskriterien und Rahmenbedingungen im Rettungsdienst

2.64 Wachbuch

In den meisten Rettungswachen, die nach der DIN/IN/ISO 9001 zertifiziert sind, werden sogenannte Wachbücher vorgehalten. Die Wachbücher ersetzen nicht das eigentlichen QM-Handbuch. Die Wachbücher werden im Regelfall im Wachenbüro vorgehalten, damit jeder Mitarbeiter der Rettungswache jederzeit Zugang zu dem Wachbuch hat. Das Wachbuch dient dazu, dass einige Prozesse dokumentiert werden und soll dafür sorgen, dass wichtige Informationen für jeden Mitarbeiter jederzeit zugänglich sind.

Nennen Sie 5 wichtige Inhalte, die ein Wachbuch beinhalten sollte.

2.64 Wachbuch

- Namen der Besatzung der Rettungsmittel (inklusive Praktikant)
- Ein Feld für Unterschriften der Personen, die auf dem Rettungsmittel eingesetzt sind
- Vollständigkeit der Betäubungsmittel (mit Unterschrift)
- Feld für Besonderheiten (gesperrte Straßen etc./abgemeldete Kliniken)
- Feld für Besonderheiten am Rettungsmittel (Ölwechsel, TÜV, Reifenwechsel)
- Feld für Aufgaben, die zu erledigen sind (Material beschaffen, Spülmittel kaufen etc.)
- Feld für Dienstanweisungen der obersten Leitung
- Feld für Bekanntmachungen der Funktionsträger (neuer Hygieneplan, neues Bestellwesen etc.)
- Feld für Dokumentation von Nebenprozessen (Fahrzeugcheck, Tagesdesinfektion etc.)

2 Qualitätskriterien und Rahmenbedingungen im Rettungsdienst

2.65 Interdisziplinärer Versorgungsnachweis

Der interdisziplinärer Versorgungsnachweis (IVENA e Health) wird bereits erfolgreich in einigen Bundesländern wie Brandenburg, Hessen und Niedersachsen eingesetzt. Wenn ein Patient vom Rettungsdienst in die Klinik transportiert werden soll, wird im Rahmen der webbasierten Anmeldung des Patienten eine 3-stellige Ziffer (Diagnoseschlüssel) in ein dafür vorgesehenes Feld eingetragen. Da es sich um ein webbasiertes System handelt, welches mit der mobilen Datenerfassung kombiniert ist, kann die Besatzung des Rettungsmittels erkennen, ob die gewünschte Zielklinik in der Lage ist, die Art der Verletzung oder Erkrankung zu behandeln, und ob die gewünschte Zielklinik über entsprechende Aufnahmekapazitäten verfügt, um den Patienten aufzunehmen. Sollte das Zielkrankenhaus in der Lage sein den Patienten aufzunehmen, bekommt das Rettungsmittel eine entsprechende Rückmeldung und fährt dann die entsprechende Zielklinik an.

Welche Vorteile für den Rettungsdienst hat eine webbasierte Anmeldung eines Notfallpatienten?

2.65 Interdisziplinärer Versorgungsnachweis

- Schnelle und klare Patientenzuweisung
- Übersicht über freie Kapazitäten in Echtzeit
- Durch die standardisierte Vorab-Übermittlung diagnostischer und therapeutischer Daten ergibt es eine Art Zeitvorsprung bei der Therapie des Patienten (Vorbereitung der entsprechenden Behandlungsräume)
- Bessere Übersicht der Patientenverteilung bei Großschadenslagen
- Optimalere Nutzung von Ressourcen in der Krankenhauslandschaft
- Lange Wartezeiten aufgrund überfüllter Notaufnahmen entfallen
- Kliniken nehmen nur Patienten auf, die auch wirklich dort versorgt werden können

2 Qualitätskriterien und Rahmenbedingungen im Rettungsdienst

2.66 Aufbau von Algorithmen

Seit der Einführung des Berufsbildes des Notfallsanitäters haben Algorithmen bzw. SOP‘s einen sehr hohen Stellenwert bei der Versorgung von Notfallpatienten. Der Gesetzgeber fordert im Notfallsanitätergesetz, dass der ärztliche Leiter Rettungsdienst für seinen Zuständigkeitsbereich entsprechende Anweisungen/Algorithmen/SOP‘s erstellt. Einige Bundesländer wie z. B. Niedersachsen haben eine Sammlung von Algorithmen veröffentlicht (NUN-Algorithmen). Der Deutsche Berufsverband Rettungsdienst (DBRD) veröffentlicht auch in regelmäßigen Abständen Algorithmen, die dem Pyramidenprozess entsprechen. Ein wesentlicher Vorteil von Algorithmen im Rettungsdienst ist die Reduktion von Einsatzstress, wenn es festgelegte Handlungsabläufe gibt.

Nennen Sie die 5 Phasen in der die gängigen Algorithmen im Rettungsdienst unterteilt sind.

2.66 Aufbau von Algorithmen

- **Phase 1:** Eintreffen an der Einsatzstelle mit der Durchführung der Ersteinschätzung mittels dem ABCDE-Schema
- **Phase 2:** Kategorisierung (Um welches Notfallbild handelt es sich?)
- **Phase 3:** Notfallspezifische Handlungsvorgaben/Empfehlung von Dosierungen der entsprechenden Notfallmedikamente
- **Phase 4:** Auswahl der Zielklinik/Maßnahmen während des Transports/Übergabe
- **Phase 5:** Wiederherstellung der Einsatzbereitschaft

2 Qualitätskriterien und Rahmenbedingungen im Rettungsdienst

2.67 Arbeitsmedizinische Vorsorgeuntersuchung

Neben den Berufsgenossenschaften schreibt auch die TRBA 250 regelmäßige arbeitsmedizinische Vorsorgeuntersuchungen vor. Diese Untersuchungen müssen die Mitarbeiter durchführen, um weiterhin im Rettungsdienst eingesetzt werden zu können. Der Arbeitgeber beauftragt einen entsprechenden Arzt, die anfallenden Untersuchungen vorzunehmen. Der Arbeitnehmer ist verpflichtet, an diesen Untersuchungen teilzunehmen. Die Kosten für die Untersuchung trägt der Arbeitgeber. Die Dauer der Untersuchung wird als Arbeitszeit für den Arbeitnehmer gewertet.

Welche Untersuchungen werden im Rahmen einer Arbeitsmedizinischen Vorsorgeuntersuchung bei Rettungsdienstpersonal durchgeführt?

2.67 Arbeitsmedizinische Vorsorgeuntersuchung

- G42 (Tätigkeiten mit Infektionsgefährdung gemäß der Grundsätze der deutschen gesetzlichen Unfallversicherung)
- G26/1 (laut TRBA 250 um bei einem Infektionstransport einen FFP3-Maske tragen zu dürfen)
- Sehtest (räumliches Sehen)
- Allgemeine körperliche Untersuchung
- Blutentnahme (Blutbild/Titerbestimmung Hepatitis B)
- Inspektion der Haut vor allem der Hände, um mögliche Probleme bei der Händehygiene zu erkennen

2 Qualitätskriterien und Rahmenbedingungen im Rettungsdienst

2.68 Nebenprozesse

Um die eigentliche Dienstleistung (Notfallrettung/qualifizierter Krankentransport) durchführen zu können, müssen diverse Nebenprozesse dafür sorgen, dass der Kernprozess (Notfallrettung/qualifizierter Krankentransport) reibungslos durchgeführt werden kann. Sollte es zu Problemen/Abweichungen bei einem Nebenprozess kommen ist es möglich, dass dieses Problem dann auch Auswirkungen auf den Kernprozess hat. Um diese Probleme bereits im Vorfeld zu verhindern, müssen genau wie bei den Kernprozessen auch Prozessbeschreibungen für die Nebenprozesse erstellt und unter den Mitarbeitern auf der Rettungswache kommuniziert werden.

Nennen Sie 5 Nebenprozesse, die in einer Rettungswache durchgeführt werden.

2.68 Nebenprozesse

- Ablage der Einsatzberichte (digital oder analog)
- Materialbeschaffung
- Wartung der Einsatzfahrzeuge
- Lieferantenbewertung
- Desinfektionsmaßnahmen
- Archivierung von Rechnungen/Lieferscheinen
- Kundenbefragung/Patientenbefragung
- Dokumentation der Fortbildungen
- Dokumentenlenkung auf der Rettungswache

2 Qualitätskriterien und Rahmenbedingungen im Rettungsdienst

2.69 Rettungsmittel KTW

Gemäß der **Krankentransport-Richtlinie des Gemeinsamen Bundesausschusses** hat der Arzt für die Verordnung einer Krankenbeförderungsleistung die Notwendigkeit der Beförderung zu prüfen und das erforderliche Transportmittel auszuwählen.

Beschreiben Sie die Indikation zur Verordnung einer Krankenbeförderung mit einem Krankentransportwagen (KTW).

2.69 Rettungsmittel KTW

§ 6 Abs. 2 der Krankentransport-Richtlinie des Gemeinsamen Bundesausschusses schreibt vor: „Ein Krankentransport kann verordnet werden, wenn der Versicherte während der Fahrt einer **fachlichen Betreuung** oder der **besonderen Einrichtung des Krankentransportwagens (KTW**) bedarf oder deren Erforderlichkeit aufgrund seines Zustandes zu erwarten ist. (...)“
§ 6 Abs. 3 schreibt außerdem vor, dass Krankentransporte zu einer **ambulanten Behandlung** einer vorherigen Genehmigung durch die Krankenkasse erfordern.

2 Qualitätskriterien und Rahmenbedingungen im Rettungsdienst

2.70 Rettungsmittel RTW

Gemäß der **Krankentransport-Richtlinie des Gemeinsamen Bundesausschusses** hat der Arzt für die Verordnung einer Krankenbeförderungsleistung die Notwendigkeit der Beförderung zu prüfen und das erforderliche Transportmittel auszuwählen.

Beschreiben Sie die Indikation zur Verordnung einer Krankenbeförderung mit dem Transportmittel Rettungswagen (RTW).

2.70 Rettungsmittel RTW

§ 5 Abs. 2 der Krankentransport-Richtlinie des Gemeinsamen Bundesausschusses schreibt vor: „Rettungswagen (RTW) sind für **Notfallpatienten** zu verordnen, die vor und während des Transportes neben den Erste-Hilfe-Maßnahmen auch zusätzlicher Maßnahmen bedürfen, die geeignet sind, die **vitalen Funktionen aufrecht zu erhalten oder wieder herzustellen**."

2 Qualitätskriterien und Rahmenbedingungen im Rettungsdienst

2.71 Krankenversicherung

Nach der Versorgung einer Notfallpatientin nehmen Sie deren persönliche Daten auf. Um die Dokumentation und die korrekte Abrechnung des Rettungsdiensteinsatzes zu erleichtern, bitten Sie um Aushändigung der Versichertenkarte. Die Patientin gibt an, sie sei „Privatpatientin“ und brauche keine solche Karte.

Erläutern Sie Unterschiede in der Abrechnung von Gesundheitsleistungen (Arzt-, Krankenhausbehandlung, Krankentransport) bei gesetzlich und privat krankenversicherten Patienten.

2.71 Krankenversicherung

Unterschiede sind insbesondere:

- Bei gesetzlich Krankenversicherten erfolgt die Abrechnung direkt mit der Krankenkasse, privat Versicherte hingegen erhalten eine Rechnung und lassen sich die anfallenden Kosten dann von ihrer Versicherung erstatten.
- Gesetzlich Krankenversicherte erhalten eine „elektronische Gesundheitskarte" und müssen diese bei Inanspruchnahme von Gesundheitsleistungen vorlegen, damit die Leistungen mit der Krankenkasse abgerechnet werden können. Private Krankenversicherungen können ihren Versicherten eine Karte ausstellen, sind aber nicht dazu verpflichtet.
- Bei der Behandlung von privat krankenversicherten Patienten werden in der Regel höhere Honorarsätze angewandt.
- Private Krankenversicherungen gewähren ihren Versicherten manche Leistungen, deren Kosten von gesetzlichen Krankenkassen nicht übernommen werden.
- Die Leistungen, die Ärzte und Krankenhäuser für die Behandlung von gesetzlich krankenversicherten Patienten abrechnen können, sind quartalsweise budgetiert.

2 Qualitätskriterien und Rahmenbedingungen im Rettungsdienst

2.72 Abrechnung Arbeitsunfälle

Sie versorgen einen Notfallpatienten aufgrund eines Unfalls. Im Rahmen der Dokumentation des Einsatzes ermitteln Sie den zuständigen Kostenträger.

Beschreiben Sie Fälle, in denen die Kosten eines Rettungsdiensteinsatzes nicht der Krankenversicherung des Patienten, sondern einer gesetzlichen Unfallversicherung in Rechnung gestellt werden.

2.72 Abrechnung Arbeitsunfälle

Die Kosten werden von einer gesetzlichen Unfallversicherung getragen, wenn der Einsatz z. B. verursacht wurde durch:

- Unfall bei einer Erwerbsarbeit (Arbeitsunfall)
- Unfall im Rahmen des Unterrichts an öffentlichen Schulen oder Hochschulen (Schulunfall)
- Unfall auf dem Weg zwischen Wohnort und Arbeitsstätte oder Schule/Hochschule (Wegeunfall)
- Unfall bei einer ehrenamtlichen Tätigkeit für das Allgemeinwohl (z. B. Feuerwehr, Hilfsorganisationen, Schöffen, Abgeordnete, ehrenamtliche Bürgermeister)
- Verletzung einer hilfeleistenden Person (z. B. Ersthelfer oder Personen, die Polizei, Feuerwehr bzw. Rettungsdienst unterstützen, Notwehr leisten oder einen Einbrecher festhalten)
- Unfall oder Verletzungsfolge eines Blut- oder Organspenders im Zusammenhang mit der Spende
- Folgen der Verletzungen aus den genannten Ereignissen
- Folgen einer anerkannten Berufskrankheit

2 Qualitätskriterien und Rahmenbedingungen im Rettungsdienst

2.73 Finanzierung des Gesundheitswesens

Bei der Abrechnung von Gesundheitsleistungen wie Arzt- oder Krankenhausbehandlungen und Krankentransporten werden die medizinischen Diagnosen der Patienten verschlüsselt und klassifiziert.

Erläutern Sie die Bedeutung des Begriffs „Diagnosis Related Group“ (DRG).

2.73 Finanzierung des Gesundheitswesens

Diagnosis Related Groups (deutsch: diagnosebezogene Fallgruppen) bezeichnen ein Klassifikationssystem für ein pauschaliertes Abrechnungsverfahren. Bei diesem Verfahren werden Behandlungen im Krankenhaus Fallgruppen zugeordnet, für die das Krankenhaus eine pauschale Kostenerstattung erhält, deren Höhe unabhängig von den im Einzelfall tatsächlich entstandenen Kosten ist.

2 Qualitätskriterien und Rahmenbedingungen im Rettungsdienst

2.74 Betreuungsrecht

Ein schwer demenzkranker Patient lehnt den Transport in ein Krankenhaus ab.

Nennen Sie die Voraussetzungen, unter denen ein Angehöriger entgegen der Willensäußerung des Patienten die Zustimmung zu Transport und Klinikbehandlung geben kann.

2.74 Betreuungsrecht

Angehörige können unter zwei Voraussetzungen wirksam in den Transport mit anschließender Behandlung im Krankenhaus einwilligen:

1. Der Angehörige muss durch das Familiengericht als Betreuer des Patienten bestellt worden sein.
2. In dem Betreuungsbeschluss des Gerichts müssen dem Betreuer die Aufgabenbereiche „Gesundheitssorge" und „Aufenthaltsbestimmung" übertragen worden sein.

2 Qualitätskriterien und Rahmenbedingungen im Rettungsdienst

2.75 Haftungsrecht

Ein Notfallsanitäter verursacht im Einsatz einen Personen- oder Sachschaden.

Erläutern Sie,

a. bei wem der Geschädigte Ansprüche aus dem Schaden geltend machen kann und
b. unter welchen Umständen der Notfallsanitäter ganz oder teilweise selbst für den Schaden aufkommen muss.

2.75 Haftungsrecht

zu a.:

Die Haftpflicht trifft grundsätzlich den Geschäfts- bzw. Dienstherrn. In den meisten Bundesländern ist der Rettungsdienst eine öffentliche Aufgabe. Schadenersatzansprüche sind daher an den Träger des Rettungsdienstes (Landkreis, kreisfreie Stadt) zu richten.
Ist der Rettungsdienst privatrechtlich organisiert oder erfolgt der Einsatz im Rahmen eines anderen privatrechtlichen Vertragsverhältnisses (z. B. Krankentransportdienstleistung, Sanitätsdienst für einen Veranstalter), haftet der Leistungserbringer (Krankentransportunternehmer, private Hilfsorganisation).

zu b.:

Trägt der Notfallsanitäter eine Schuld am Eintritt des Schadens, kann der Arbeitgeber die Kosten ganz oder teilweise von ihm zurückfordern (sogenannte „Regressforderung“). Die Höhe der Beteiligung des Arbeitnehmers an der Schadenssumme richtet sich nach dem Ausmaß des Verschuldens (einfache Fahrlässigkeit, grobe Fahrlässigkeit, Vorsatz).

2 Qualitätskriterien und Rahmenbedingungen im Rettungsdienst

2.76 Wirksamkeit einer Patientenverfügung

Bei der Versorgung eines Notfallpatienten teilen Ihnen Angehörige mit, der Patient habe in einer Patientenverfügung festgelegt, dass keine „lebensverlängernden Maßnahmen" durchgeführt werden dürften.

Erläutern Sie, unter welchen Voraussetzungen eine Patientenverfügung für das Handeln des Rettungsdienstes bindend ist.

2.76 Wirksamkeit einer Patientenverfügung

Eine Patientenverfügung ist für das Handeln des medizinischen Personals unmittelbar bindend, wenn sie

1. schriftlich vorliegt
2. den aktuellen Willen des betreffenden Patienten zuverlässig ausdrückt,
   d. h.
   - von ihm persönlich
   - vor nicht allzu langer Zeit (höchstens wenige Jahre)
   - im Vollbesitz seiner geistigen Kräfte verfasst bzw. unterschrieben worden ist.
3. klar und eindeutig formuliert ist,
   d. h. die vorliegende Situation und die zu ergreifenden bzw. zu unterlassenden Maßnahmen konkret benennt.

Wenn festgestellt werden kann, dass diese Voraussetzungen vorliegen, sind die enthaltenen Willensäußerungen (z. B. die Anweisung, keine Wiederbelebungsmaßnahmen durchzuführen) auch im Rettungsdiensteinsatz zu beachten.

Ist eine eindeutige Feststellung in der Notfallsituation nicht möglich, leitet der Rettungsdienst die medizinisch sinnvollen Maßnahmen ein, die ggf. zu einem späteren Zeitpunkt – nach gewissenhafter Prüfung der Patientenverfügung – gemäß dem Patientenwillen wieder eingestellt werden.

2 Qualitätskriterien und Rahmenbedingungen im Rettungsdienst

2.77 Leitlinien und Richtlinien

Sie haben einen Notfallpatienten mit der Arbeitsdiagnose „Akutes Koronarsyndrom“ versorgt. Bei der Einsatznachbesprechung kommt es zu Meinungsverschiedenheiten unter den Kollegen, welche Maßnahmen in diesem Fall korrekt gewesen wären.
Um die aufgetretenen Fragen zu klären, begeben Sie sich auf die Suche nach Richtlinien für die Versorgung von Patienten mit akutem Koronarsyndrom.

Erklären Sie die Begriffe Leitlinie und Richtlinie und erläutern Sie die Verbindlichkeit derartiger Handlungsvorschriften für den Notfallsanitäter.

2.77 Leitlinien und Richtlinien

Leitlinien werden von medizinischen Fachgesellschaften herausgegeben und beschreiben die nach gegenwärtigem Wissensstand besten Handlungsweisen. Daher soll der Notfallsanitäter soweit wie möglich den Leitlinien folgen. Abweichungen von einer Leitlinie sind möglich, müssen jedoch gut begründet sein, um dem Vorwurf eines (evtl. strafrechtlich relevanten) Fehlverhaltens vorzubeugen.

Richtlinien werden von gesetzlich ermächtigten Stellen herausgegeben und müssen zwingend befolgt werden (Beispiel: Krankentransport-Richtlinie des Gemeinsamen Bundesausschusses).

2 Qualitätskriterien und Rahmenbedingungen im Rettungsdienst

2.78 Empfehlungen und SOP's

Bei der Lektüre einer Fachzeitschrift stoßen Sie auf eine Empfehlung zur medikamentösen Behandlung von Patienten mit anaphylaktoider Reaktion. Sie stellen fest, dass die Empfehlung von der SOP, die in Ihrem Rettungsdienst verwendet wird, abweicht.

Erklären Sie die Begriffe Empfehlung und SOP und erläutern Sie die Verbindlichkeit derartiger Handlungsvorschriften für den Notfallsanitäter.

2.78 Empfehlungen und SOP‘s

Empfehlungen geben Meinungen von einzelnen Experten oder Institutionen wieder. Sie haben keine Bindungswirkung, eigene Entscheidungen können aber auf Empfehlungen gestützt werden, wenn keine sonstigen verbindlichen Vorgaben existieren. Die Bedeutsamkeit einer Empfehlung hängt von der Autorität des Herausgebers und der Qualität der Quelle ab (höhere Wertigkeit: z. B. Publikation in einer angesehenen Fachzeitschrift; geringere Wertigkeit: z. B. einzelner Vortrag, persönliche Mitteilung).
Standard Operating Procedures (SOP‘s) geben Handlungsabläufe standardmäßig vor, häufig in Form eines Algorithmus. Wird eine SOP von einem dienstlichen Vorgesetzten, z. B. dem zuständigen Ärztlichen Leiter Rettungsdienst, herausgegeben, hat diese den Charakter einer Dienstanweisung und muss vom Notfallsanitäter befolgt werden, da bei Abweichung oder Verstoß ohne ausreichende Rechtfertigung arbeitsrechtliche Konsequenzen möglich sind.

2 Qualitätskriterien und Rahmenbedingungen im Rettungsdienst

2.79 Abfalltrennung

Sie haben nach einem Notfalleinsatz die Einsatzbereitschaft Ihres RTW wieder hergestellt. Dabei sind folgende Gegenstände als Abfall angefallen:

1. Stahlmandrin einer benutzten Venenverweilkanüle
2. leere Infusionsflasche (Kunststoff)
3. Einmal-Patientendecke (benutzt)
4. vorbereitete, aber nicht verwendete Infusion (Flasche + Schlauchsystem)
5. Pappkarton, in dem Infusionsflaschen geliefert wurden

Geben Sie an, welchen Abfallsammelsystemen Sie die einzelnen Gegenstände zuführen.

2.79 Abfalltrennung

1. Durchstichsicherer Behälter („Kanülenabwurf").
   Der Behälter selbst muss sicher verschlossen und einer für medizinische Einrichtungen geeigneten Restmüllsammlung (Krankenhausabfälle) zugeführt werden.
2. Wertstoffsammlung für Umverpackungen (z. B. Gelber Sack des „Dualen Systems")
3. Restmüllsammlung (Hausmüll/Siedlungsabfälle)
4. Flasche: Wertstoffsammlung für Umverpackungen; Schlauchsystem: Restmüllsammlung.
   Aus ökologischen Gründen empfiehlt sich, vor der Entsorgung die gesamte Flüssigkeit auslaufen zu lassen, da Wassereinträge im Restmüll dazu führen, dass dieser vor der thermischen Behandlung (Müllverbrennung) getrocknet werden muss, was mit einem erhöhten Energieverbrauch verbunden ist.
5. Papierabfall

2 Qualitätskriterien und Rahmenbedingungen im Rettungsdienst

2.80 Abfallsammelsysteme

In Ihrer Rettungswache stehen für die Entsorgung von Abfällen unterschiedliche Behälter zur Verfügung.

Erläutern Sie, welche Arten von Abfällen in den folgenden Systemen gesammelt werden:

a. Restmüll/„Schwarze Tonne“
b. Papiermüll
c. Glasmüllcontainer
d. „Gelber Sack“/„Gelbe Tonne“
e. Biotonne/„Grüne Tonne“

2.80 Abfallsammelsysteme

a. Als „Hausmüll“ bzw. „Siedlungsabfälle“ werden alle Abfälle gesammelt, die keiner der Wertstoffsammlungen zugeführt und nicht als Sonderabfall (Krankenhausabfälle, infektiöse Abfälle, Gefahrstoffe) entsorgt werden müssen
b. Papier und Pappe
c. Glasflaschen und ähnliche Einwegbehälter aus Glas. Diese werden nach Farben getrennt gesammelt: Weißglas: ungefärbt, Grünglas: grün und blau gefärbt, Braunglas: alle anderen Farben
d. Umverpackungen aus Kunststoff, Metall oder Verbundmaterialien.
In zahlreichen Kommunen werden in der „Gelben Tonne“ zusätzlich alle „Wertstoffe“, also Gegenstände aus Metall und Kunststoff, die wiederverwertbar sind, gesammelt.
e. Kompostierbare Materialien (Küchen- und Gartenabfälle)

2 Qualitätskriterien und Rahmenbedingungen im Rettungsdienst

2.81 Weisungsrecht

Bei der Versorgung eines Patienten mit akutem Asthmaanfall beauftragt der Notarzt den Notfallsanitäter, nur eine Nasensonde anzulegen und 1 Liter Sauerstoff pro Minute zu verabreichen. Da dem Notfallsanitäter bekannt ist, dass die reduzierte Sauerstoffgabe bei Patienten mit obstruktiven Lungenerkrankungen nicht mehr empfohlen wird, ist er mit der Anweisung nicht einverstanden.

Beschreiben Sie das korrekte Verhalten des Notfallsanitäters in dieser Situation.

2.81 Weisungsrecht

Der Notarzt ist im Einsatz dem Notfallsanitäter gegenüber **weisungsbefugt.** Hat der Notfallsanitäter Bedenken gegen die Recht- oder Zweckmäßigkeit einer Weisung, so muss er gegen die Ausführung Einwand erheben. Das Vorgehen gleicht der sogenannten **„Remonstration"** im Beamtenrecht:

Der Notfallsanitäter muss dem Notarzt mitteilen, dass er die Maßnahme für nicht sinnvoll hält. Er muss die Gründe für diese Einschätzung nennen und den Notarzt bitten, seine Entscheidung nochmals zu überdenken. Bestätigt der Notarzt daraufhin noch einmal ausdrücklich, dass er an der Entscheidung festhält, so muss der Notfallsanitäter der Anweisung Folge leisten.

Der Notfallsanitäter ist dann von der Verantwortung für die Richtigkeit der Entscheidung befreit und verantwortet nur noch die korrekte technische Durchführung der Maßnahme.

3 Lebenserhaltende Maßnahmen, Diagnostik & Therapie

3.1 Beurteilung der Einsatzstelle

Bei jedem Einsatz ist es wichtig, sich zunächst einen Überblick über die Einsatzstelle zu verschaffen. Die Beurteilung der Einsatzstelle erfolgt **vor** der Behandlung des Patienten.

Nennen Sie vier Faktoren, die Sie bei der Beurteilung der Einsatzstelle beachten müssen.

3.1 Beurteilung der Einsatzstelle

Folgende Faktoren sind bei der Beurteilung der Einsatzstelle zu beachten:

- Die sogenannten „harten Fakten“ wie Ort, Wetter, Zeit
- Unfallmechanismus
- Gefahren an der Einsatzstelle (für das Team und den Patienten)
- Wie viele Patienten sind betroffen?
- Was sagen mir meine Sinne? (Was rieche ich? Was sehe ich?)
- Reichen die Einsatzkräfte aus?
- Müssen Spezialkräfte nachgefordert werden?
- Sehe ich Gegenstände wie Spritzbestecke oder Blisterstreifen?
- Anwendung der Gefahrenmatrix: 4A, 1C, 4E
- Szenario (Passt die Einsatzmeldung?)
- Sicherheit (Ist die Einsatzstelle sicher?)
- Situation (Was ist wirklich passiert?)

3 Lebenserhaltende Maßnahmen, Diagnostik & Therapie

3.2 Ersteinschätzung

Im Rahmen der **Ersteinschätzung** eines Notfallpatienten ist es möglich, sich innerhalb kurzer Zeit einen ersten Eindruck vom Zustand des Patienten zu verschaffen. Die Ersteinschätzung kostet nicht viel Zeit und man weiß schon sehr früh, ob sich der Patient in einem kritischen Zustand befindet. Zur Durchführung der Ersteinschätzung hat sich das sogenannte **„ABCDE-Schema"** bewährt.

Erläutern Sie die Bedeutung der Buchstaben „ABCDE" im Rahmen der Ersteinschätzung.

3.2 Ersteinschätzung

Die Buchstaben „ABCDE“ stehen für folgende Begriffe:

- **A** wie **Airway** (Atemweg): Sind die Atemwege frei? Sind die Atemwege verlegt, müssen Sie sie sofort freimachen.
- **B** wie **Breathing** (Beatmung): Ist die Atmung suffizient? Achten Sie auf Atemfrequenz und Atemzugtiefe. Die Applikation von Sauerstoff ist bei einem B-Problem zwingend indiziert.
- **C** wie **Circulation** (Kreislauf): Messen und beurteilen Sie den peripheren Puls. Ist ein peripherer Puls vorhanden? Ist der Puls rhythmisch? Ist der Puls flach oder gut tastbar? Prüfen Sie anschließend den Hautzustand (Kaltschweißigkeit) und die Rekapillarisierungszeit.
- **D** wie **Disabilitiy** (neurologischer Status): Ist der Patient wach und ansprechbar? Ist er zeitlich und örtlich orientiert? Pupillenuntersuchung vornehmen, FAST-Schema untersuchen und Reflexe testen.
- **E** wie **Exposure** (Entkleiden): Bei einem entkleideten Patienten können Sie schauen, ob Prellmarken oder Hämatome zu erkennen sind. Beachten Sie dabei jedoch den Wärmeerhalt.

3 Lebenserhaltende Maßnahmen, Diagnostik & Therapie

3.3 Anamnese

Ein wichtiger Punkt bei der Behandlung eines Notfallpatienten ist die Erhebung der **Anamnese.** Dies sollte nach Möglichkeit im Rahmen eines Gesprächs mit dem Patienten erfolgen. Bei manchen Notfallbildern ist das leider nicht möglich, weil der Patient nicht sprechen kann. In solchen Fällen empfiehlt sich die Erhebung einer sogenannten Fremdanamnese, d. h. man befragt die Angehörigen oder Freunde des Patienten. Eine strukturierte Anamnese erhält man mit Hilfe des sogenannten **„SAMPLER-Schemas“.**

Erklären Sie, für welche Anamneseaspekte die Buchstaben „SAMPLER“ stehen.

3.3 Anamnese

Die Buchstaben stehen für folgende Aspekte:

- **S** wie **Schmerzen/Symptome**
- **A** wie **Allergien**
- **M** wie **Vormedikation**
- **P** wie **Patientenvorgeschichte**
- **L** wie **letzte Mahlzeit**
- **E** wie **Ereignis,** welches zum Notfall oder Trauma führte
- **R** wie **Risikofaktoren** (eher bei internistischen/neurologischen Patienten zu erheben)

3 Lebenserhaltende Maßnahmen, Diagnostik & Therapie

3.4 Anamnese

Im Rahmen der **SAMPLER-Anamnese** ist es dem Rettungsdienstteam möglich, sich mit wenigen gezielten Fragen einen Überblick über die Krankengeschichte des Patienten zu verschaffen. Gerade bei Patienten mit Schmerzen oder speziellen Symptomen kann die SAMPLER-Anamnese weiter ausgebaut werden. Fragen nach Schmerzen und Symptomen können mit Hilfe des **OPQRST-Schemas** noch besser beurteilt werden.

Erläutern Sie die Bedeutung der Buchstaben „OPQRST" bei der Erhebung der Symptom- bzw. Schmerzanamnese.

3.4 Anamnese

Die Buchstaben stehen für folgende Aspekte:

- **O** wie **Onset:** Wann begann es? Wie begann es?
- **P** wie **Provokation und Palliation:** Was verstärkt und was lindert die Beschwerden?
- **Q** wie **Qualität der Beschwerden:** ziehend, drückend etc.
- **R** wie **Region und Radiation:** Wo genau befindet sich der Schmerz und wohin strahlt er aus?
- **S** wie **Severity:** Stärke (Schmerzeinschätzung anhand einer visuellen analogen oder numerischen Schmerzskala mit Einteilung von 0–10)
- **T** wie **Time:** zeitlicher Verlauf seit Beginn

3 Lebenserhaltende Maßnahmen, Diagnostik & Therapie

3.5 EKG-Ableitung

Ein wichtiges Hilfsmittel für die Diagnostik bei einem Notfallpatienten ist das **Elektrokardiogramm (EKG).** Anhand des EKGs lassen sich Reizbildung und Reizweiterleitung im Herzen beurteilen. Neben den **Extremitätenableitungen** nach *Eindhoven* und *Goldberger* steht dem Rettungsdienst auch die **Brustwandableitung** nach *Wilson* zur Verfügung. Bei unklaren Thoraxschmerzen und bei Verdacht auf ein akutes Koronarsyndrom (ACS) ist diese Art der Brustwandableitung indiziert. Aufgrund immer neuer technischer Möglichkeiten der Telemetrie bzw. Telemedizin ist es wichtig, die korrekte Elektrodenposition zu kennen.

Nennen Sie die sechs Punkte, auf die die Brustwandableitungen nach *Wilson* bei einem Patienten geklebt werden.

3.5 EKG-Ableitung

Die Elektroden werden wie folgt platziert:

- **V_1**: 4. ICR rechts parasternal
- **V_2**: 4. ICR links parasternal
- **V_3**: zwischen V_2 und V_4
- **V_4**: 5. ICR li. Medioklavikularlinie
- **V_5**: 5. ICR li. vordere Axillarlinie
- **V_6**: 5. ICR li. mittlere Axillarlinie

Für ein komplettes 12-Kanal-EKG werden zusätzlich die 3 Ableitungen nach *Eindhoven* (I, II und III) und die 3 Ableitungen nach *Goldberger* (aVR, aVF und aVL) benötigt.

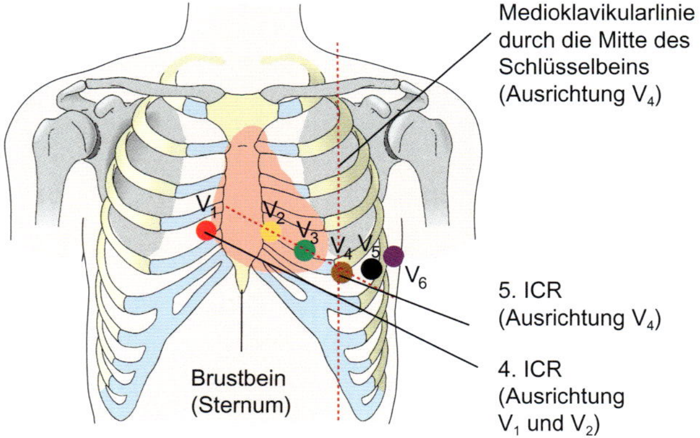

Abb. 3.1 Brustwandableitungen nach *Wilson* [L190]

3 Lebenserhaltende Maßnahmen, Diagnostik & Therapie

3.6 FAST-Test (Cincinnati Prehospital Stroke Scale)

Für die Untersuchung eines Patienten mit der Verdachtsdiagnose „Schlaganfall (Apoplex)“ eignet sich die Untersuchungsmethode nach dem sogenannten **„FAST-Schema“.** Falls einer der Untersuchungspunkte positiv getestet wurde, liegt die tatsächliche Insultwahrscheinlichkeit bei 72 %.

Erklären Sie die Untersuchung nach dem sogenannten FAST-Schema.

3.6 FAST-Test (Cincinnati Prehospital Stroke Scale)

Die Untersuchung nach dem FAST-Schema läuft wie folgt ab:

- **F** wie **Face:** Zunächst wird das Gesicht (face) untersucht und der Untersuchende prüft, ob der Patient eine Fazialisparese entwickelt hat. Man unterscheidet zwischen einer zentralen und einer peripheren Fazialisparese.
- **A** wie **Arm:** Anschießend führt der Untersuchende bei dem Patienten einen Armhalteversuch durch. Im Normalfall verhalten sich beide Seiten identisch. Sinkt einer der beiden Arme beim Versuch des Haltens ab, handelt es sich um einen pathologischen Befund.
- **S** wie **Speech:** Nun prüft der Untersuchende, ob der Patient unter Wortfindungsstörungen (Aphasien) leidet. Je nach betroffener Hirnregion kann es sich um motorische oder sensorische Aphasien handeln.
- **T** wie **Time:** Hier geht es um die zeitliche Einordnung des Ereignisses. Wichtig ist, wann der Patient zuletzt ohne Symptome gesehen wurde („time is brain“).

3 Lebenserhaltende Maßnahmen, Diagnostik & Therapie

3.7 Auskultation (Lunge)

Die **Auskultation der Lunge** gehört zu den wichtigsten Untersuchungen in der Notfallmedizin. Anhand der festgestellten Atemgeräusche lassen sich Rückschlüsse auf das Krankheitsbild ziehen. Der Patient wird gebeten, während der Auskultation durch den geöffneten Mund zu atmen.

Nennen Sie fünf pathologische Atemgeräusche mit je einem Beispiel für die mögliche Ursache.

3.7 Auskultation (Lunge)

Pathologische Atemgeräusche und deren mögliche Ursachen:

- Abgeschwächtes oder fehlendes Atemgeräusch: Pneumothorax/Emphysem
- Exspirium verlängert: Asthma bronchiale/Emphysem
- Trockene Rasselgeräusche: Bronchitis/Asthma bronchiale
- Feuchte Rasselgeräusche: Linksherzinsuffizienz/Infiltration/kardiales Lungenödem
- Pleurareiben: Pleuritis
- Knisterrasseln: Pneumonie
- Kavernenjauchzen: mit Flüssigkeit gefüllte Kavernen (TBC)
- Giemen: Asthma bronchiale/COPD
- Brodeln bei Lungenödem (Stadium 3)

3 Lebenserhaltende Maßnahmen, Diagnostik & Therapie

3.8 Auskultation (Herz)

Die **Auskultation des Herzens** ist eine wichtige präklinische Möglichkeit der Diagnostik. Sie kann möglicherweise die Verdachtsdiagnose erhärten. Bei einer Synkope unklarer Genese ist die Herzauskultation wichtig, um eine Aortenstenose auszuschließen. Auch im Rahmen einer Verlaufskontrolle bei einem Traumapatienten gibt die Auskultation einen Hinweis auf die Ursache und mögliche Veränderungen des Notfallbildes.

An welchen Stellen am Thorax führen Sie im Rahmen der fokussierten Untersuchung die Auskultation des Herzens durch?

3.8 Auskultation (Herz)

Die Herzauskultation wird an folgenden Stellen durchgeführt:

- Aortenareal: 2. ICR rechts
- Pulmonalareal: 2. ICR links
- Trikuspidalareal: 4. ICR rechts
- Mitralareal: 5. ICR Knochen-Knorpelgrenze
- Erb-Punkt: 3. ICR links parasternal

Während der Auskultation sollte der Puls gemessen werden, damit ein mögliches Pulsdefizit erkannt werden kann. Außerdem achtet man auf Herztöne, Austreibungsgeräusche und Reibegeräusche.

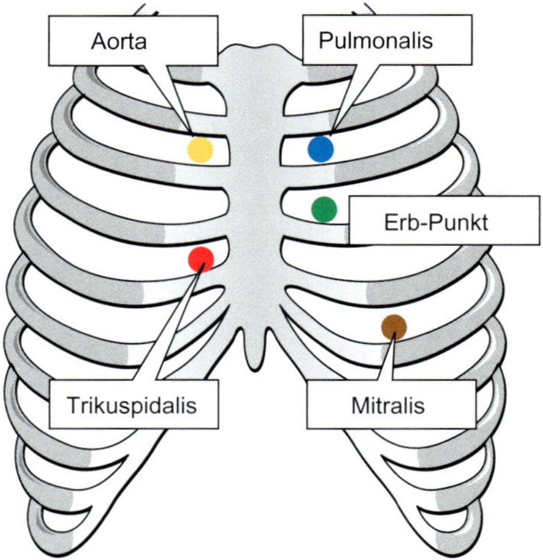

Abb. 3.2 Herzauskultationsareale [L106]

3 Lebenserhaltende Maßnahmen, Diagnostik & Therapie

3.9 Untersuchung des Abdomens

Das Leitsymptom **„akutes Abdomen"** gehört zu den häufigen Einsatzbildern im deutschen Rettungsdienst. Dabei kann es sich um ein schweres Krankheitsbild wie ein Ileus oder eine Extrauteringravidität (EUG) oder um eher unkritische Erkrankungen wie einen Magen-Darm-Infekt handeln. Nur wenige Rettungsmittel in Deutschland sind mit spezieller Diagnostik wie Ultraschall ausgestattet. In der Regel hat der Rettungsdienstmitarbeiter neben der Inspektion des Abdomens lediglich zwei Möglichkeiten, das Abdomen zu untersuchen.

Nennen Sie die beiden Untersuchungsmethoden, die Ihnen zur Verfügung stehen, und erläutern Sie die Durchführung der Untersuchungen.

3.9 Untersuchung des Abdomens

Neben der **Inspektion des Abdomens** (Suche nach OP-Narben oder anderen pathologischen Veränderungen), die im Rahmen der Ersteinschätzung durchgeführt wird, gibt es noch die **Auskultation** und die **Palpation** des Abdomens.

- **Auskultation:** Sie wird in allen vier Quadranten durchgeführt und muss vor der Palpation erfolgen, damit keine Darmgeräusche provoziert werden, die sonst nicht vorhanden wären. Bei der Auskultation achtet man darauf, ob und in welcher Intensität Darmgeräusche vorhanden sind. Eine Auskultation des Abdomens kann bis zu einer Minute dauern und sollte in Rückenlagerung in möglichst entspanntem Zustand durchgeführt werden.
- **Palpation:** Der Patient befindet sich in Rückenlage und sollte so entspannt wie möglich sein. Auch hier werden alle vier Quadranten untersucht. Es empfiehlt sich, nicht mit dem schmerzhaften Quadranten zu beginnen. Am besten untersucht man den am weitesten vom Schmerzlokalisationspunkt liegenden Quadranten zuerst. Je nach Schmerzlokalisation können spezielle Untersuchungsmethoden wie z. B. die Palpation am Mc. Burney-Punkt durchgeführt werden.

Bei einer Perkussion des Abdomens klopft der Untersucher das Abdomen mittels 2 Finger, die auf dem Bauch liegen, und einem weiteren Finger, der auf die beiden am Bauch liegenden Fingern liegt, ab, um unterschiedliche Schallquellen zu erzeugen. Die Interpretation dieser Schallgeräusche (hohl oder gedämpft) ist sehr schwierig.

3 Lebenserhaltende Maßnahmen, Diagnostik & Therapie

3.10 Untersuchung der Haut

Im Rettungsdienst ist es wichtig, die **Haut** des Patienten zu beobachten und zu untersuchen. Die Haut hat sehr viele Aufgaben. An ihr lassen sich viele pathologische Veränderungen beobachten, die im präklinischen Bereich beim Stellen einer Verdachtsdiagnose von Nutzen sein können.

Nennen Sie mindestens fünf Aspekte, die Sie bei der Beobachtung und Untersuchung der Haut berücksichtigen.

3.10 Untersuchung der Haut

Folgende Aspekte finden bei der Untersuchung der Haut Berücksichtigung:

- Hautfarbe (Ikterus, Zyanose oder Blässe)
- Hautfeuchtigkeit (Kaltschweißigkeit)
- Hautturgor (Ödeme? Exsikkose?)
- Rötungen
- Urtikaria
- Hauterscheinungen
- Hämatome
- Hauteinblutungen
- Einstichstellen
- Wunden
- Dekubitus

3 Lebenserhaltende Maßnahmen, Diagnostik & Therapie

3.11 Hypoglykämie

Sie finden eine bewusstlose 57-jährige Frau in ihrer Wohnung vor. Ihnen wird mitgeteilt, die Patientin sei Diabetikerin.

Nennen Sie die Indikation für eine Glukosegabe bei dieser Patientin und beschreiben und begründen Sie das korrekte Vorgehen.

3.11 Hypoglykämie

Die Indikation zur Glukosegabe besteht, wenn eine Blutzuckerkonzentration von weniger als 60 mg/dl gemessen wird.

Vorgehen:

1. Anlegen eines **venösen Zugangs** (orale Glukosegabe ist wegen der Bewusstlosigkeit nicht möglich)
2. Prüfen der **intravenösen Lage** der Kanüle (paravenöse Injektion von konzentrierter Glukoselösung führt zu Gewebenekrosen)
3. Injektion von Glukoselösung**, verdünnt** oder **fraktioniert** unter laufender Infusion (konzentrierte Glukoselösung wirkt stark venenreizend)
4. Gabe von zunächst 8–10 g Glukose (entspricht **2–4 Ampullen** à 10 ml je nach Konzentration der Injektionslösung)
5. Verabreichen **weiterer 8–10 g,** wenn die Patientin nicht erwacht ist
6. Erneute Messung des **Blutzuckerspiegels** nach Erwachen der Patientin bzw. nach der vierten Ampulle Glukose (Ziel: Blutzuckerkonzentration › 100 mg/dl)

3 Lebenserhaltende Maßnahmen, Diagnostik & Therapie

3.12 Hypoglykämie

Sie haben einem Patienten, der mit einer **Hypoglykämie** aufgefunden wurde, intravenös Glukose verabreicht. Daraufhin hat der Patient das volle Bewusstsein wiedererlangt. Er fragt Sie, ob ein Transport ins Krankenhaus überhaupt erforderlich ist.

Nennen Sie Umstände, unter denen trotz primär erfolgreicher Behandlung ein Kliniktransport erfolgen sollte und begründen Sie dies.

3.12 Hypoglykämie

Hat ein unterzuckerter Patient nach Gabe von Glukose das volle Bewusstsein wiedererlangt und keine weiteren Beschwerden, so ist ein Kliniktransport meist nicht erforderlich.
Umstände, unter denen eine Klinikaufnahme dennoch zu empfehlen ist, sind z. B.:

- Mehrfaches Auftreten einer Hypoglykämie in den letzten Tagen (Hinweis auf eine grundlegende Störung in der Blutzuckereinstellung)
- Der Patient wird nicht mit Insulin, sondern mit oralen Antidiabetika behandelt (es kann eine Überdosierung bzw. Anreicherung der Wirkstoffe im Körper vorliegen, die aufgeklärt und behoben werden muss).
- Kein bekannter Diabetes mellitus (die Ursache, z. B. eine Intoxikation, muss ermittelt werden)
- Allein lebender Patient (keine Überwachung bzw. Hilfe im Fall einer erneuten Unterzuckerung möglich)
- Hinweise auf schlechte Compliance des Patienten (Unfähigkeit, seine Medikation und die Nahrungsaufnahme ordnungsgemäß zu steuern und Empfehlungen umzusetzen)

3 Lebenserhaltende Maßnahmen, Diagnostik & Therapie

3.13 Hypoglykämie

Sie haben einem insulinpflichtigen Diabetiker, der mit **Hypoglykämie** bewusstlos aufgefunden worden war, Glukose verabreicht. Der Patient hat daraufhin das volle Bewusstsein wiedererlangt. Nachdem Sie sich davon überzeugt haben, dass keine Umstände vorliegen, die eine umgehende Klinikeinweisung erforderlich machen, verständigen Sie sich mit dem Patienten und seinen Angehörigen darauf, auf einen Kliniktransport zu verzichten.

Beschreiben Sie Ihre Maßnahmen vor dem Verlassen der Einsatzstelle in dieser Situation (Nicht-Transport bei erfolgreich behobener Hypoglykämie).

3.13 Hypoglykämie

Wird ein erfolgreich behandelter Hypoglykämie-Patient am Einsatzort belassen, sind folgende Maßnahmen zu treffen:

- Ausschluss weiterer Gesundheitsgefahren
- Aufklärung des Patienten:
  - Untersuchungsbefunde und durchgeführte Maßnahmen erklären
  - Mögliche Konsequenzen beschreiben (Wiederkehr der Symptome durch erneutes Abfallen des Blutzuckerwertes)
  - Mögliche Gefahren beschreiben (insbesondere Bewusstlosigkeit mit Verlegung der Atemwege, Hirnschädigung bei längerem Andauern der Unterzuckerung)
- Patienten auffordern, umgehend etwas Leichtes, Kohlenhydratreiches zu essen (optimal: 1 Scheibe Brot + 1 Banane oder 1 Apfel)
- Information der Begleitpersonen:
  - Notwendigkeit der Anwesenheit in den nächsten Stunden
  - Anzeichen einer erneuten Unterzuckerung beschreiben
  - Erforderliche Maßnahmen erklären (Glukosezufuhr, bei Bewusstlosigkeit Seitenlagerung und Notruf)
  - Bereitschaft zur Übernahme der Betreuung/Überwachung versichern lassen
- Die genannten Maßnahmen dokumentieren, Protokolldurchschlag für den Patienten

3 Lebenserhaltende Maßnahmen, Diagnostik & Therapie

3.14 Anaphylaxie

Ergänzen Sie die Symptome.

Stadium	Bezeichnung	Symptome
0	lokale Reaktion	begrenzte Hautreaktion
I	leichte systemische Reaktion	______ ______ ______
II	ausgeprägte systemische Reaktion	zusätzlich: ______ ______ ______
III	vitale Bedrohung	zusätzlich: ______ ______ ______
IV	Organversagen	Atem- und Kreislaufstillstand

Tab. 3.1a Symptome einer anaphylaktischen Reaktion

3.14 Anaphylaxie

Stadium	Bezeichnung	Symptome
0	lokale Reaktion	begrenzte Hautreaktion
I	leichte systemische Reaktion	generalisierte Hautreaktionen Schleimhaut-/Bindehautreizung Unwohlsein (Unruhe, Kopfschmerz)
II	ausgeprägte systemische Reaktion	zusätzlich: Kreislaufdysregulation Atembeschwerden, Heiserkeit Übelkeit
III	vitale Bedrohung	zusätzlich: Schocksymptomatik (RR↓, Puls↑), Dyspnoe, Bronchospasmus, Bewusstseinsstörungen
IV	Organversagen	Atem- und Kreislaufstillstand

Tab. 3.1b Symptome einer anaphylaktischen Reaktion

3 Lebenserhaltende Maßnahmen, Diagnostik & Therapie

3.15 Anaphylaxie

Sie versorgen einen erwachsenen Patienten, der nach einem Insektenstich über Juckreiz am ganzen Körper, Unwohlsein, Heiserkeit und ein „kloßiges Gefühl" im Rachen klagt. Der Blutdruck beträgt 115/70 mmHg, der Puls 90/min.

Nennen Sie das vorliegende Stadium der anaphylaktischen Reaktion und beschreiben Sie die geeignete medikamentöse Behandlung.

3.15 Anaphylaxie

Der Patient zeigt Symptome des **Stadiums II** (ausgeprägte systemische Reaktion), wobei sich vorwiegend Atemwegssymptome zeigen.
Die medikamentöse Behandlung sollte umfassen:

- Inhalative Anwendung von **Adrenalin** (z. B. bis zu 5 mg über Verneblermaske)
- Intravenöse Gabe eines **Flüssigkeitsbolus** (z. B. 10–20 ml/kg KG Vollelektrolytlösung)
- Intravenöse Gabe eines **Glukokortikoids** (z. B. 250 mg Methylprednisolon)
- Intravenöse Gabe von **Antihistaminika** (z. B. Kombination von je einer Patientendosis H1- und H2-Blockern)

Bei Verschlechterung der Atem- oder Kreislaufparameter sollte Adrenalin intramuskulär (ca. 500 µg) oder intravenös (z. B. in 50 µg-Boli) gegeben werden.

3 Lebenserhaltende Maßnahmen, Diagnostik & Therapie

3.16 Anaphylaxie

Sie versorgen einen erwachsenen Patienten, der nach einem Insektenstich über Unwohlsein, Juckreiz am ganzen Körper und ein Engegefühl im Rachen klagt. Der erste gemessene Blutdruck beträgt 115/70 mmHg, der Puls 90/min.
Nachdem der Patient Adrenalin per Verneblermaske und 500 ml Vollelektrolytlösung intravenös erhalten hat, verschlechtert sich der Allgemeinzustand. Der Patient klagt jetzt über Übelkeit, die Haut ist am ganzen Körper rötlich-blass marmoriert, der Blutdruck beträgt 80/50 mmHg, der Puls 110/min.

Nennen Sie das vorliegende Stadium der anaphylaktischen Reaktion und beschreiben Sie die geeignete medikamentöse Behandlung.

3.16 Anaphylaxie

Der Patient zeigt Symptome des **Stadiums III** (vitale Bedrohung).
Die medikamentöse Behandlung sollte umfassen:

- **Intramuskuläre** Gabe von **Adrenalin** (ca. 500 µg)
- Alternativ **intravenöse** Gabe von **Adrenalin** (z. B. in 50 µg-Boli bis zur Normalisierung des Blutdrucks)
- Intravenöse Gabe eines **Flüssigkeitsbolus** (z. B. 10–20 ml/kg KG Vollelektrolytlösung)
- Intravenöse Gabe eines **Glukokortikoids** (z. B. 250 mg Methylprednisolon)
- Intravenöse Gabe von **Antihistaminika** (z. B. Kombination von je einer Dosis H1- und H2-Blockern)
- Bei wiederholtem Abfall des Blutdrucks erneute Adrenalingabe (i. v.-Boli oder Perfusor/Dauerinfusion mit 0,05–0,1 µg/kg KG/min)

3 Lebenserhaltende Maßnahmen, Diagnostik & Therapie

3.17 Anaphylaxie

Sie versorgen einen erwachsenen Patienten, der nach einem Insektenstich über Übelkeit und Atemnot klagt. Die Haut im Gesicht und an den Armen ist fleckig angeschwollen und gerötet. Der Puls beträgt 100/min und ist peripher nicht tastbar. Ein periphervenöser Zugang wurde noch nicht angelegt; die Venen an den Armen sind schlecht darstellbar.

Nennen Sie das vorliegende Stadium der anaphylaktischen Reaktion und erläutern Sie Ihr Vorgehen hinsichtlich der Gabe von Adrenalin bei diesem Patienten.

3.17 Anaphylaxie

Der Patient zeigt Symptome des **Stadiums III** (vitale Bedrohung).
In dieser Situation sollte umgehend Adrenalin **intramuskulär** verabreicht werden.
Vorgehen:

- Injektionsstelle aufsuchen und desinfizieren: **seitlicher oberer Oberschenkel,** etwa am Übergang des 1. zum 2. Drittel (M. quadriceps femoris)
- Adrenalin **unverdünnt** aufziehen (ca. 500 µg entsprechend 0,5 ml)
- Geeignete **Injektionskanüle** (ca. 20G) aufsetzen
- Haut an der Einstichstelle **spannen**
- Kanüle **senkrecht** ca. 3–4 cm tief einstechen
- **Aspirationsprobe** durchführen (um intravasale Lage der Kanüle auszuschließen)
- Medikament **injizieren**
- Kanüle rasch **herausziehen**
- Einstichstelle mehrere Sekunden lang mit einem Tupfer **komprimieren,** danach mit einem Pflaster versorgen

3 Lebenserhaltende Maßnahmen, Diagnostik & Therapie

3.18 Anaphylaxie

Die medikamentöse Behandlung akuter anaphylaktischer Reaktionen umfasst vier Säulen, nämlich **Antihistaminika, Glukokortikoide, Adrenalin** und **Volumenersatzmittel.**

Erläutern Sie die Wirkung von Antihistaminika und Glukokortikoiden im Rahmen der Behandlung von anaphylaktischen Reaktionen und nennen Sie Wirkstoffbeispiele.

3.18 Anaphylaxie

- **Antihistaminika:**
  Sie blockieren die Wirkung des Hormons Histamin an den Rezeptoren H1 (v. a. Juckreiz, Hautrötung und -schwellung, Übelkeit, Bronchokonstriktion) bzw. H2 (v. a. Tachykardie, gastrointestinale Effekte).
  H1-Blocker haben darüber hinaus eine sedierende Wirkung, H2-Blocker hemmen die Magensäureproduktion und erhöhen in Kombination die Wirkung von H1-Blockern bei Anaphylaxie.
  Beispiele
  - H1-Blocker: Clemastin (Tavegil®), Dimetinden (Fenistil®), Promethazin (Atosil®)
  - H2-Blocker: Ranitidin, Cimetidin
- **Kortikosteroide:**
  Sie wirken entzündungshemmend, membranstabilisierend und verstärken die Wirkung von Katecholaminen. Ihre volle Wirkung tritt jedoch frühestens nach 30 Minuten ein.
  Beispiele
  Prednison, Prednisolon, Methylprednisolon, Dexamethason, Budesonid

3 Lebenserhaltende Maßnahmen, Diagnostik & Therapie

3.19 Hypertonie

Ergänzen Sie die fehlenden Begriffe.

Steigt der Blutdruck eines Patienten auf Werte deutlich oberhalb des Normalbereichs, liegt eine ______________ vor. Dies ist bei Patienten, deren Blutdruck sonst im normalen Bereich liegt, ab einem systolischen Wert von ______________ mmHg der Fall. Ein akuter Behandlungsbedarf besteht jedoch nicht allein aufgrund eines erhöhten Blutdruckwertes, sondern insbesondere, wenn klinische Symptome auf eine Beeinträchtigung von Organen hindeuten. Man spricht dann von einem ______________. Die Symptome können sowohl neurologisch (z. B. ______________) als auch kardiovaskulär (z. B. ______________) sein. In diesem Fall ist eine sofortige antihypertensive Therapie erforderlich.

Steigt der systolische Blutdruck eines Patienten auf Werte von 230 mmHg oder mehr, ohne dass klinische Symptome einer blutdruckbedingten Organschädigung auftreten, spricht man von einer ______________. Es treten dann nur allgemeine Bluthochdrucksymptome auf (z. B. ______________). In diesem Fall ist eine Klinikbehandlung, aber keine präklinische Blutdrucksenkung durch den Notfallsanitäter erforderlich.

3.19 Hypertonie

Steigt der Blutdruck eines Patienten auf Werte deutlich oberhalb des Normalbereichs, liegt eine **hypertensive Entgleisung** vor. Dies ist bei Patienten, deren Blutdruck sonst im normalen Bereich liegt, ab einem systolischen Wert von **180 mmHg** der Fall. Ein akuter Behandlungsbedarf besteht jedoch nicht allein aufgrund eines erhöhten Blutdruckwertes, sondern insbesondere, wenn klinische Symptome auf eine Beeinträchtigung von Organen hindeuten. Man spricht dann von einem **hypertensiven Notfall.** Die Symptome können sowohl neurologisch **(z. B. Kopfschmerzen, Übelkeit, neurologische Ausfälle, Krampfanfälle)** als auch kardiovaskulär **(z. B. Brustschmerz, Atemnot, Lungenödem)** sein. In diesem Fall ist eine sofortige antihypertensive Therapie erforderlich.

Steigt der systolische Blutdruck eines Patienten auf Werte von 230 mmHg oder mehr, ohne dass klinische Symptome einer blutdruckbedingten Organschädigung auftreten, spricht man von einer **hypertensiven Krise.** Es treten dann nur allgemeine Bluthochdrucksymptome auf **(z. B. Ohrensausen, Herzklopfen, Flush).** In diesem Fall ist eine Klinikbehandlung, aber keine präklinische Blutdrucksenkung durch den Notfallsanitäter erforderlich.

3 Lebenserhaltende Maßnahmen, Diagnostik & Therapie

3.20 Hypertensiver Notfall

Bei der Behandlung eines **hypertensiven Notfalls** kann der Wirkstoff Glyzeroltrinitrat zum Einsatz kommen.

Beschreiben Sie

1. die Indikation zur Gabe von Glyzeroltrinitrat beim hypertensiven Notfall,
2. seine Wirkungsweise,
3. die Dosierung sowie
4. mögliche Kontraindikationen.

3.20 Hypertensiver Notfall

1. **Indikation:** hypertensiver Notfall mit kardialer Symptomatik (pektanginöse Beschwerden)
2. **Wirkungsweise:** Glyzeroltrinitrat erweitert die glatte Muskulatur von Blutgefäßen und senkt dadurch die kardiale Vorlast und Nachlast. Außerdem wird die Kapazität des venösen Gefäßsystems insgesamt erhöht („pooling")
3. **Dosierung:** in Einzeldosen à 0,4–0,8 mg (entspricht 1–2 Sprühstößen) sublingual
4. **Kontraindikationen:** Einnahme von Phosphodiesterasehemmern (als potenzsteigernde Mittel oder bei pulmonaler arterieller Hypertonie) in den letzten Tagen, bekannte Unverträglichkeit gegenüber Glyzeroltrinitrat

3 Lebenserhaltende Maßnahmen, Diagnostik & Therapie

3.21 Antihypertensive Therapie

Bei einem **hypertensiven Notfall** ist eine umgehende medikamentöse Senkung des Blutdrucks erforderlich.

Nennen Sie einen geeigneten Wirkstoff und beschreiben Sie dessen Wirkmechanismus sowie mögliche Risiken bei der Anwendung.

3.21 Antihypertensive Therapie

Zur Blutdrucksenkung beim hypertensiven Notfall geeignet sind z. B. folgende Wirkstoffe:

- **Urapidil**
  - **Wirkmechanismus:** Blockade von sympathoadrenergen α_1-Rezeptoren; dadurch Erweiterung der Blutgefäße v. a. im arteriellen System und somit Abnahme des peripheren Gefäßwiderstands
  - **Risiken:** starker Blutdruckabfall bei zu schneller Gabe oder bei Überdosierung; bei korrekter Dosierung und vorsichtiger Titration keine
- **Nitrendipin**
  - **Wirkmechanismus:** Blutgefäßerweiterung durch Blockade von Kalziumkanälen
  - **Risiken:** starker Blutdruckabfall (orale Verabreichung, schwerer zu titrieren), kontraindiziert bei akutem Koronarsyndrom

3 Lebenserhaltende Maßnahmen, Diagnostik & Therapie

3.22 Antihypertensive Therapie

Sie versorgen einen Patienten, der über starke Kopfschmerzen, Übelkeit und Sehstörungen klagt. Der Blutdruck beträgt 250/150 mmHg.

Nennen und begründen Sie Ihre Arbeitsdiagnose und beschreiben Sie Ihre Maßnahmen zur medikamentösen Senkung des Blutdrucks.

3.22 Antihypertensive Therapie

Arbeitsdiagnose: hypertensiver Notfall
Begründung: Der Blutdruck ist stark erhöht und es liegen klinische Zeichen einer durch hohen Blutdruck bedingten Schädigung des ZNS vor.
Maßnahmen:

- Anlegen eines venösen Zugangs
- Auswahl eines geeigneten Wirkstoffs: Urapidil oder Nitrendipin (Glyzeroltrinitrat ist nicht indiziert, da keine kardialen Symptome vorliegen)
- Ziel der antihypertensiven Therapie: Senkung des systolischen Blutdrucks um ca. 20 %, der Zielblutdruck liegt hier also bei 200 mmHg systolisch
- Bei Anwendung von Urapidil-Titration:
  - Ca. 5–10 mg (= 1–2 ml) sehr langsam i. v. injizieren
  - Nach 3–5 Minuten Blutdruckkontrolle
  - Gegebenenfalls weitere Boli à 5–10 mg, bis Zielblutdruck erreicht ist
- Bei Anwendung von Nitrendipin:
  - Inhalt einer Phiole (= 5 mg) oral verabreichen und schlucken lassen
  - Engmaschige Blutdruckkontrolle
  - Wiederholungsdosis frühestens nach 30 Minuten

3 Lebenserhaltende Maßnahmen, Diagnostik & Therapie

3.23 Schlaganfall

Der **Schlaganfall** (englisch „stroke“) ist eine der häufigsten Erkrankungen weltweit und steht an dritter Stelle der Todesursachen. In Deutschland kommen auf 100 000 Einwohner jedes Jahr ca. 250–300 Schlaganfälle unterschiedlichster Genese.
Mittlerweile haben sich spezialisierte Behandlungseinheiten in den Kliniken durchgesetzt. Diese heißen **„Stroke Unit“.**

Erklären Sie die Einrichtung „Stroke Unit“ und deren Behandlungskonzept.

3.23 Schlaganfall

„Stroke Unit“ bezeichnet eine Einrichtung, die auf die Notfallbehandlung von Schlaganfallpatienten spezialisiert ist (Schlaganfallstation). Die Stroke Unit verfügt über spezielle diagnostische Verfahren (CT oder MRT, Gefäßsonografie, Angiografie) und ist in der Lage, alle in Frage kommenden Behandlungsverfahren (Thrombolyse, neurochirurgische Eingriffe) durchzuführen. Zu diesem Zweck arbeitet in der Stroke Unit ein multidisziplinäres Team aus den Bereichen Neurologie, (Neuro-)Radiologie und Neurochirurgie zusammen.
Die Indikation zum Transport in eine Stroke Unit hängt von den klinischen Symptomen, dem Zeitfenster (gemäß Leitlinie von 2015: 4,5 Stunden) und der regionalen Organisation der Kliniken (Schlaganfallnetzwerk) ab.

3 Lebenserhaltende Maßnahmen, Diagnostik & Therapie

3.24 Schlaganfall

Sie versorgen einen Patienten mit Schlaganfallverdacht. Der Blutdruck beträgt 100/60 mmHg.

Nennen Sie mögliche Ursachen für eine Hypotonie bei bestehender Schlaganfallsymptomatik und beschreiben Sie Ihr Vorgehen zur Behandlung der Kreislaufsituation.

3.24 Schlaganfall

Mögliche **Ursachen** sind z. B.:
- Dehydratation
- Kardiale Ursachen (Herzrhythmusstörung, verminderte Auswurfleistung)

Die **Behandlung** sollte umfassen:
- Ohne Zeichen einer kardialen Schädigung bzw. bei Anzeichen einer Dehydration: Volumengabe (10–20 ml/kg KG Vollelektrolytlösung) zur Blutdrucknormalisierung (Ziel: systolischer Blutdruck ≥ 120 mmHg)
- Bei Anzeichen für eine kardiale Schädigung: Behandlung gemäß kardialer Symptomatik

3 Lebenserhaltende Maßnahmen, Diagnostik & Therapie

3.25 Schlaganfall

Sie versorgen einen Patienten mit Schlaganfallverdacht. Der Blutdruck beträgt 250/140 mmHg.

Beschreiben Sie Ihr Vorgehen zur antihypertensiven Therapie.

3.25 Schlaganfall

Grundregel zur antihypertensiven Therapie bei Schlaganfallverdacht:
Der systolische Blutdruck sollte langsam um maximal 20 %, allerdings nicht unter 180 mmHg gesenkt werden.

Vorgehen:

- Zielblutdruck ermitteln – im vorliegenden Fall 200 mmHg systolisch
- Blutdrucksenkung z. B. durch titrierte Gabe von Urapidil
  - Ca. 5 mg (= 1 ml) sehr langsam i. v. injizieren
  - Nach ca. 5 Minuten Blutdruckkontrolle
  - Gegebenenfalls weitere Boli à 5 mg, bis Zielblutdruck erreicht ist

3 Lebenserhaltende Maßnahmen, Diagnostik & Therapie

3.26 Obstruktive Erkrankungen

Sie werden zu einem Patienten mit Atemnot gerufen. Am Notfallort finden Sie einen 65-jährigen Patienten in der eigenen Wohnung mit giemender Atmung und Orthopnoe vor.
Anamnestisch ist eine **COPD** bekannt. Der Pulsoximetriewert liegt bei 91%, die HF bei 120/min und die AF bei ca. 25/min.
Trotz Sauerstoffgabe und Atemanweisungen verbessert sich der Zustand nicht. Eine medikamentöse Therapie ist jetzt dringend erforderlich.

Begründen Sie, welches Medikament Sie jetzt eigenverantwortlich inhalativ verabreichen sollten und welche Nebenwirkungen zu erwarten sind.

3.26 Obstruktive Erkrankungen

Es sollte jetzt zunächst ein Beta-2-Sympathomimetikum inhalativ vernebelt werden, üblicherweise Salbutamol. Die Dosierung laut Leitlinien beträgt 5 mg inhalativ, die zusammen mit mindestens sechs Litern Sauerstoff verabreicht werden.
Salbutamol gehört zur Gruppe der „kurz wirksamen (short acting) Beta-2-Agonisten (SABA)".
Als Nebenwirkung kann eine Tachykardie auftreten. Auch Kopfschmerzen und Schwindel sind möglich. Im ungünstigsten Fall können Extrasystolen entstehen. Aus diesem Grund ist ein EKG-Monitoring unbedingt erforderlich.
Wird die Inhalation unterbrochen, reduziert sich die Wirkung des Salbutamols schnell.

3 Lebenserhaltende Maßnahmen, Diagnostik & Therapie

3.27 Obstruktive Erkrankungen

Sie werden zu einem Patienten mit Atemnot gerufen. Am Notfallort finden Sie einen 65-jährigen Patienten in der eigenen Wohnung mit giemender Atmung und Orthopnoe vor.
Anamnestisch liegt eine bekannte **COPD** vor. Der Pulsoximetriewert liegt bei 91 %, die HF beträgt 120/min und die AF ca. 25/min.
Trotz Sauerstoffgabe und Inhalation von Salbutamol verbessert sich der Zustand nicht.

Welche weiteren Medikamente neben Salbutamol können Sie diesem Patienten jetzt verabreichen und welche Dosierung wählen Sie?

3.27 Obstruktive Erkrankungen

Wenn **Salbutamol** als erstes zu verabreichendes Medikament die Situation nicht verbessert, werden zusätzlich ein **Kortisonpräparat** systemisch und ein **Anticholinergikum** inhalativ verabreicht. Führt auch das zu keiner Besserung, sollte ein **Betasympathomimetikum** (z. B. Reproterol) systemisch appliziert werden. Mögliche Medikamente und Dosierungen wären dann z. B.:

- Methylprednisolon bis 100 mg
- Atrovent (Ipratropium) bis 0,5 mg
- Reproterol 0,09 mg

3 Lebenserhaltende Maßnahmen, Diagnostik & Therapie

3.28 Obstruktive Erkrankungen

Sie sind bei einem Patienten mit einer **COPD.** Salbutamol haben Sie inhalativ verabreicht, allerdings führt dies zu keiner signifikanten Verbesserung der Atemtätigkeit des Patienten. Er zeigt weiterhin starke Atemnot. Deshalb entschließen Sie sich, ihm eigenverantwortlich Atrovent inhalativ zu verabreichen.

Beschreiben Sie die Wirkung von Atrovent (Ipratropium).

3.28 Obstruktive Erkrankungen

Ipratropiumbromid gehört zur Gruppe der Parasympathikolytika. Somit bewirkt es eine Verminderung der parasympathischen Wirkung, u. a. eine Bronchodilatation. Diese erfolgt jedoch nicht über die sympathomimetische Wirkung (wie etwa Salbutamol). Somit ergänzen sich beide Medikamente, was die Effektivität häufig spürbar verbessert.
Ipratropium wird inhalativ verabreicht. Die Dosierung liegt bei zwei Sprühstößen (= 0,5 mg Wirkstoff).

3 Lebenserhaltende Maßnahmen, Diagnostik & Therapie

3.29 Obstruktive Erkrankungen

Sie sind bei einem Patienten mit einer **chronisch obstruktiven Lungenerkrankung.** Neben der medikamentösen Therapie kann bei dieser Atemwegserkrankung eine NIV (nicht-invasive Ventilation) in Form einer CPAP-Beatmung eine deutliche Besserung herbeiführen. Viele COPD-Patienten besitzen ein eigenes CPAP-Gerät und können diese Form der Atemunterstützung somit auch zu Hause durchführen.

Erklären und begründen Sie die Durchführung einer CPAP-Beatmung bei dieser Erkrankung.

3.29 Obstruktive Erkrankungen

CPAP (Continuous Positive Airway Pressure) ist eine nicht-invasive Beatmungsform. Der Patient atmet spontan, während das Gerät für einen kontinuierlichen positiven Druck in den Atemwegen sorgt. Dies erleichtert die Atemtätigkeit, insbesondere die Exspiration, da durch den Beatmungsdruck die Alveolen/Bronchiolen offengehalten werden. Im Grunde kann man diese Form der Beatmung mit einer PEEP-Beatmung bei vorhandener Spontanatmung vergleichen. Die funktionelle Residualkapazität (FRC) erhöht sich, was die Bildung von Atelektasen vermindert bzw. zu deren Rückbildung beiträgt.

Diese Maßnahme kann mit geringem Aufwand durchgeführt werden und erzielt in vielen Fällen eine gute Verbesserung der Atemtätigkeit. Insbesondere das oftmals schwierige Entwöhnen nach einer Intubation und kontrollierten Beatmung (Weaning) entfällt.

3 Lebenserhaltende Maßnahmen, Diagnostik & Therapie

3.30 Obstruktive Erkrankungen

Sie werden zu einem dreijährigen Kind mit Atemnot gerufen. Es ist 21:45 Uhr. Bereits beim Betreten der Wohnung hören Sie den bellenden Husten des Kindes. Die Eltern sind sehr aufgeregt, da das Kind erstmalig einen solchen Hustenanfall hat. Bei der Untersuchung erkennen Sie eine Lippenzyanose und interkostale Einziehungen. Das Kind hat kein Fieber. Sie stellen die **Arbeitsdiagnose LTB.**

Erklären Sie die Abkürzung LTB und nennen Sie die Leitsymptome der einzelnen Stadien.

3.30 Obstruktive Erkrankungen

Die Abkürzung **LTB** steht für **Laryngotracheobronchitis.** Früher sprach man auch von **Pseudokrupp.** Bei dieser Erkrankung kommt es zu einer Schwellung im Bereich der Atemwege (zwischen Larynx und Bronchien) unterschiedlicher Ausprägung. Ursächlich ist meist ein viraler Infekt.
Durch die noch recht kleinen Atemwege des Kindes hat eine Schwellung in diesem Bereich eine erhebliche Vergrößerung des Atemwegswiderstands zur Folge. Das betroffene Kind kann erhebliche Atemnot entwickeln.
Die Schweregrade werden anhand der nachfolgenden Stadieneinteilung bestimmt:

1. Bellender Husten
2. Stridor, Einziehungen im Jugulum/Epigastrium
3. Schwere Atemnot, interkostale Einziehungen
4. Zyanose, flacher schneller Puls

3 Lebenserhaltende Maßnahmen, Diagnostik & Therapie

3.31 Obstruktive Erkrankungen

Sie sind bei einem Kind mit einem vermuteten **Pseudokrupp/LTB.** Es liegt im Wohnzimmer auf dem Sofa und atmet sehr angestrengt. Sie erkennen interkostale Einziehungen sowie eine deutliche Lippenzyanose.
Nach Gabe von Sauerstoff und Inhalation von NaCl verbessert sich der Zustand des Kindes nicht.

Erläutern Sie, welche Medikamente Sie jetzt in welcher Dosierung verabreichen und auf welche Nebenwirkungen Sie achten müssen.

3.31 Obstruktive Erkrankungen

Mittel der Wahl ist in diesem Fall zunächst die Inhalation von **Adrenalin.** Adrenalin besitzt eine abschwellende Wirkung im Bereich der unteren Atemwege.

- **Dosierung:** Adrenalin nach lokalem Algorithmus vernebeln. Zur Inhalation werden mindestens sechs Liter Sauerstoff vernebelt.
- **Nebenwirkung:** Eventuell auftretende Tachykardie, die jedoch selten sehr ausgeprägt ist, weil die Atemnot des Kindes schnell nachlässt und dies auch zu einer Verminderung der Pulsfrequenz führt. Die Wirkung selbst ist über den Sauerstoffflow gut steuerbar und lässt nach Beendigung der Inhalation nach kurzer Zeit schnell nach.
- Eventuell **zusätzliche Gabe eines Glukokortikoids.** Kortikoide stabilisieren die Zellmembran und reduzieren die Schwellung.

3 Lebenserhaltende Maßnahmen, Diagnostik & Therapie

3.32 Lungenödem

Sie werden mit folgender Einsatzmeldung alarmiert: „Patient mit Atemnot. V. a. **Lungenödem.**" Nach Eintreffen am Einsatzort hören Sie bereits beim Betreten des Zimmers, in dem sich der Patient befindet, eine rasselnde und brodelnde Atmung. Bei der Untersuchung erheben Sie nachfolgende Werte:

- SpO_2 95 %, Atemfrequenz ca. 22/min, Atemzugtiefe ausreichend
- Puls 100/min
- RR 125/80 mmHg

Nach der Sauerstoffinhalation entschließen Sie sich, dem Patienten zwei Hübe Nitro-Spray zu verabreichen.

Erklären Sie, ob diese Maßnahme bei dem Patienten indiziert war und beschreiben Sie die Wirkung von Nitro-Spray.

3.32 Lungenödem

Die Nitro-Spray-Gabe war im vorliegenden Fall eindeutig indiziert. Jedoch müssen im Vorfeld die Kontraindikationen ausgeschlossen werden.
Nitrate bewirken eine Vorlastsenkung. Das ist bei einem Lungenödem gewollt, da die erhöhte Vorlast Ursache für das kardiale Lungenödem ist. Nach der Applikation muss mit folgenden **Nebenwirkungen** gerechnet werden:

- Reflextachykardie
- Abfall des Blutdrucks
- Kopfschmerzen durch Weitung der Hirngefäße

3 Lebenserhaltende Maßnahmen, Diagnostik & Therapie

3.33 Lungenödem

Sie sind bei einem Patienten mit diagnostiziertem **Lungenödem.** Die Gabe von Nitro-Spray ist angezeigt und Sie entscheiden, das Medikament eigenständig zu applizieren, nachdem Sie mögliche Kontraindikationen ausgeschlossen haben.

Nennen Sie mögliche Kontraindikationen, die gegen eine eigenständige Nitro-Spray-Gabe sprechen.

3.33 Lungenödem

Um eine Schädigung des Patienten ausschließen zu können, müssen die Kontraindikationen bekannt sein.
Für die Gabe von Nitro-Spray gelten nachfolgende Kontraindikationen:

1. Niedriger Blutdruck: systolischer Blutdruck sollte mindestens 100–120 mmHg betragen
2. Einnahme weiterer Vasodilatatoren (z. B. Sildenafil – Viagra o. Ä.)
3. Neurologische Symptomatik (Kopfschmerz, Schwindel etc.)
4. Patienten, die einen chronischen Hypertonus und jetzt in der akuten Notfallsituation einen vergleichsweise niedrigen Blutdruck haben

Bei Vorliegen von Kontraindikationen sollte von der eigenständigen Nitro-Gabe abgesehen werden.

3 Lebenserhaltende Maßnahmen, Diagnostik & Therapie

3.34 Lungenödem

Sie versorgen einen Patienten mit einem **akuten kardialen Lungenödem.** Der Patient hat Atemnot, die pulsoximetrisch gemessenen Werte liegen bei 89 %, die Herzfrequenz bei ca. 110/min. Er erhält bereits inhalativ Sauerstoff.
Jetzt verabreichen Sie Medikamente. Neben der Gabe von Nitro-Spray sollten Sie ein weiteres Medikament bei Vorliegen eines kardialen Lungenödems verabreichen.

Nennen Sie dieses Medikament und beschreiben Sie die Dosierung und Wirkung.

3.34 Lungenödem

In vorliegendem Fall ist **Furosemid** als zusätzliches Medikament indiziert. Furosemid bewirkt eine verstärkte Diurese, weil es an der Henle-Schleife im Tubulus-Apparat der Niere ansetzt. Hierdurch wird die Rückresorption von Flüssigkeit vermindert, sodass sich die Sekundärharnmenge erhöht und verstärkt Flüssigkeit ausgeschieden wird. Als Folge kommt es zu einer Vorlastsenkung. Beides ist beim kardialen Lungenödem sinnvoll.

- **Nebenwirkung:** eventuell Absinken des Blutdrucks und möglicherweise Störung des Elektrolythaushalts
- **Standarddosierung:** beim Erwachsenen 20–40 mg i. v.

3 Lebenserhaltende Maßnahmen, Diagnostik & Therapie

3.35 Lungenödem

Sie sind bei einem Patienten mit offensichtlicher **Atemnot** und hören bei der Auskultation eine brodelnd-rasselnde Atmung. Durch die zusätzlich bestehenden klinischen Symptome stellen Sie die Arbeitsdiagnose **„Lungenödem“.** Anamnestisch sind verschiedene Ursachen für ein Lungenödem denkbar. Diese sollte man kennen, da sich je nach Ursache die Versorgung der betroffenen Patienten unterscheidet.

Nennen Sie weitere – nicht kardiale – Ursachen für ein Lungenödem und beschreiben Sie Ihre Maßnahmen.

3.35 Lungenödem

Weitere Ursachen können sein:

- **Toxisches Lungenödem:** Ursächlich ist Reizgas. Die Membran der Alveole und der Blutkapillare wird durch die Noxe geschädigt. In der Folge kann Flüssigkeit in die Alveole eindringen.
- **Ertrinken und Beinahe-Ertrinken:** Beides kann dazu führen, dass Wasser in die Lunge eindringt. Salzwasser begünstigt durch den osmotischen Druck sehr viel stärker die Entstehung eines Lungenödems.

In beiden Fällen sollte hochdosiert Sauerstoff verabreicht werden. Die Gabe von Nitro-Spray und Furosemid ist **nicht** angezeigt.
Eine CPAP-Beatmung verbessert in der Regel den Zustand des Patienten deutlich. Sie sollte daher bei allen drei Ursachen des Lungenödems in Erwägung gezogen und durchgeführt werden.

3 Lebenserhaltende Maßnahmen, Diagnostik & Therapie

3.36 Akutes Koronarsyndrom (ACS)

Sie werden zu einem Patienten mit **akutem Thoraxschmerz** gerufen.
Vor Ort finden Sie einen ca. 40-jährigen Patienten mit starken thorakalen Schmerzen vor. Der Patient ist blass und sehr ängstlich. Er äußert, dass er schlecht Luft bekommt.

Nennen Sie zwei Notfallbilder, die Sie bei einem akuten Thoraxschmerz differenzialdiagnostisch in Betracht ziehen müssen und erläutern Sie diese.

3.36 Akutes Koronarsyndrom (ACS)

Obwohl differenzialdiagnostisch zahlreiche Krankheitsbilder möglich sind, kommen vor allem

- das akute Koronarsyndrom (ACS) oder
- eine Lungenembolie (Lungenarterienembolie)

in Betracht.

Der **Sammelbegriff ACS** bezeichnet eine Verengung oder einen Verschluss eines Herzkranzgefäßes mit der Folge der Sauerstoffunterversorgung des Myokards bis hin zum Gewebsuntergang. Es kann zu lebensbedrohlichen Kontraktionsstörungen oder Rhythmusstörungen kommen.

Bei einer **Lungenembolie** kommt es zu einem Verschluss einer Arterie in der Lungenstrombahn. In der Folge erhöht sich der Druck in der rechten Herzhälfte und das Blut wird nicht ausreichend mit Sauerstoff gesättigt.

Wegen der unterschiedlichen medikamentösen Therapieansätze sollte eine Unterscheidung präklinisch durchgeführt werden. Dies geschieht über die Anamnese.

3 Lebenserhaltende Maßnahmen, Diagnostik & Therapie

3.37 Akutes Koronarsyndrom (ACS)

Sie werden zu einem Patienten mit **akutem Thoraxschmerz** gerufen. Der Schmerz strahlt in den linken Arm aus. Der Patient ist blass und ängstlich. Bei der Erhebung der **SAMPLER-Anamnese** wird eine **Angina pectoris** bekannt. Nach der Gabe von Sauerstoff leiten Sie ein 12-Kanal-EKG ab. Eine ST-Streckenveränderung weist auf eine Unterversorgung des Myokards hin. Je nach Ableitung kann es sich um eine Senkung oder Hebung handeln.

Erörtern Sie, wie die Leitlinien einen STEMI (ST-Elevation Myocardial Infarction), also einen ST-Streckenhebungsinfarkt, definieren.

3.37 Akutes Koronarsyndrom (ACS)

Ein ACS wird als STEMI bezeichnet, wenn in zwei nebeneinander liegenden Extremitäten-Ableitungen eine ST-Hebung größer 0,1 mV oder in zwei Brustwandableitungen eine ST-Hebung größer 0,2 mV vorliegt. Manche Myokardinfarkte weisen jedoch keine ST-Hebung auf (Non-STEMI).

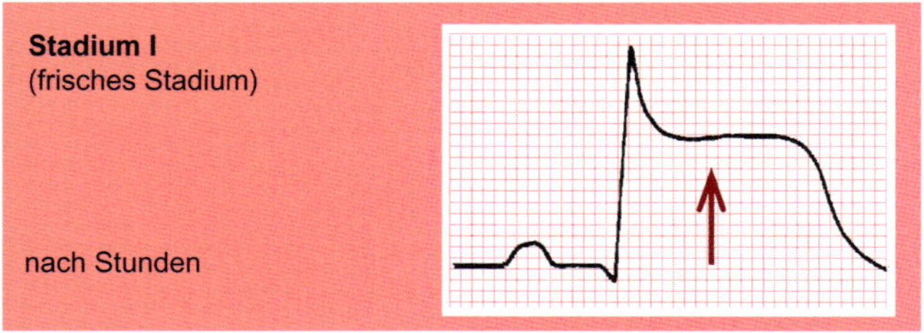

Abb. 3.3 ST-Hebung im EKG [L190]

Fehlende ST-Streckenhebungen lassen also keinesfalls den Schluss zu, dass es sich nicht um einen Myokardinfarkt handelt. Vorhandene ST-Streckenhebungen jedoch sichern die Diagnose „Myokardinfarkt".

3 Lebenserhaltende Maßnahmen, Diagnostik & Therapie

3.38 Akutes Koronarsyndrom (ACS)

Bei einem Patienten mit dem Leitsymptom **„akuter Thoraxschmerz“** führen Sie eine Anamnese durch. Eine **Angina pectoris** ist bekannt. Der Patient hat in der Vergangenheit bereits zwei Stents erhalten. Ihre Arbeitsdiagnose lautet bei diesem Patienten **„ACS“** (akutes Koronarsyndrom). Zur Versorgung eines ACS-Patienten wird ein einheitliches Versorgungsschema angewandt.

Erklären Sie, nach welchem Therapieschema die medikamentöse Versorgung eines ACS-Patienten stattfindet, um eine gute und hohe Versorgungsqualität sicherzustellen.

3.38 Akutes Koronarsyndrom (ACS)

Die Versorgung erfolgt nach dem **MONA-Therapieschema.** Die Buchstaben „MONA“ stehen für:

- **M** wie **Morphingabe**
- **O** wie **O_2-Gabe**
- **N** wie **Nitratgabe**
- **A** wie **Acetylsalicylsäure-Gabe**

Alle ACS-Patienten sollten einheitlich nach diesem Schema versorgt werden. Nach derzeitigem Kenntnisstand ist bei Anwendung dieses Versorgungsschemas die Überlebensrate am höchsten. Je nach lokalem Standard werden dem Patienten weitere Medikamente verabreicht, z. B. Heparin oder Betablocker.

3 Lebenserhaltende Maßnahmen, Diagnostik & Therapie

3.39 Akutes Koronarsyndrom (ACS)

Ein Patient mit einem vermuteten ACS erhält nach dem MONA-Schema das Medikament **Morphin.** Morphin gehört zur Gruppe der Opiate und fällt unter das Betäubungsmittelgesetz (BtMG).

Beschreiben Sie Wirkung und Dosierung von Morphin im Rahmen der Versorgung eines ACS-Patienten und erklären Sie, weshalb im vorliegenden Fall Morphin Mittel der Wahl ist.

3.39 Akutes Koronarsyndrom (ACS)

Morphin ist ein **Opiat** und bewirkt eine Analgesie, Sedierung und Vorlastsenkung. Diese Kombination macht das Medikament beim ACS zu einem idealen Mittel, da alle drei Effekte unbedingt erwünscht sind und sich günstig auf das Ergebnis auswirken.
Die Wirkung tritt bei der i. v.-Gabe bereits nach ca. 3–4 Minuten ein. Die initiale Dosierung beim Erwachsenen beträgt 3 mg. Als Nebenwirkungen können Bewusstseinseintrübung und Atemdepressionen auftreten. Bei Überdosierung ist Naloxon das spezifische Antidot.
Bei der eigenständigen Gabe müssen regionale Protokolle beachtet werden, da es sich bei Morphin um ein Medikament handelt, welches unter das BtMG fällt.

3 Lebenserhaltende Maßnahmen, Diagnostik & Therapie

3.40 Akutes Koronarsyndrom (ACS)

Sie sind bei einem Patienten mit einem vermuteten **ACS.** Gemäß Ihren lokalen SOPs entscheiden Sie, eigenständig Medikamente zu verabreichen. Eines dieser Medikamente ist Acetylsalicylsäure (ASS).
ASS hat verschiedene Wirkungen: (geringe) analgetische Potenz, Fiebersenkung und Veränderung der Blutgerinnung. Die Gerinnungsneigung wird vermindert, was bei Vorliegen eines akuten Koronarsyndroms gewünscht ist.

Erklären Sie Wirkung und Dosierung von Acetylsalicylsäure im Rahmen der Behandlung des akuten Koronarsyndroms.

3.40 Akutes Koronarsyndrom (ACS)

Acetylsalicylsäure (ASS) ist ein Thrombozytenaggregationshemmer. Die Gabe vermindert das Anhaften der Thrombozyten erheblich. Nach der Gabe hält die Wirkung mehrere Tage an. Vor der Gabe sollten die **Kontraindikationen** abgeklärt werden. Diese sind:

- Magen- oder Zwölffingerdarmgeschwür (relative Kontraindikationen)
- Asthma
- Medikation mit weiteren gerinnungshemmenden Medikamenten (z. B. Cumarinderivate)
- Bekannte Allergie gegen den Wirkstoff

Die Dosierung von ASS beträgt je nach Applikation beim Erwachsenen z. B. 500 mg i. v.

3 Lebenserhaltende Maßnahmen, Diagnostik & Therapie

3.41 Akutes Koronarsyndrom (ACS)

Sie befinden sich am Notfallort bei einem Patienten mit **Verdacht auf ACS.** Der Patient erhält bereits Sauerstoff über eine Maske mit einem Flow von 6 l/min. Die ermittelten Vitalparameter ergeben einen systolischen Blutdruck von 130 mmHg und eine Herzfrequenz von 78 Schlägen/min. Sie beabsichtigen nun, dem Patienten eigenständig Nitro-Spray zu verabreichen.

Neben den bekannten Kontraindikationen (Blutdruck, Vormedikation) müssen Sie hier eine weitere Kontraindikation beachten. Erläutern und begründen Sie diese.

3.41 Akutes Koronarsyndrom (ACS)

Eine weitere **Kontraindikation** bei der Nitrat-Gabe ist eine **akute Rechtsherzbelastung** oder eine **akute Rechtsherzinsuffizienz.** In beiden Fällen kann die Nitrat-Gabe durch die Verminderung der Vorlast zu einer akuten Füllungsstörung des Herzens mit der Folge einer Kreislaufdekompensation führen. Es sollte deswegen insbesondere bei instabilen Kreislaufverhältnissen vor der Nitrat-Gabe die Lokalisation der Myokardschädigung über ein 12-Kanal-EKG ermittelt werden.

Eine **Darstellung der Hinterwand** erfolgt über die Ableitungen V7 bis V9. Nur über diese Ableitung kann eine Ischämie im Bereich der Hinterwand erkannt werden. Finden sich direkte Infarktzeichen (ST-Streckenhebung) in den Ableitungen II, III und aVF sowie ST-Streckensenkungen in V2–V3, dann sollten die Brustwandableitungen auf V7–V9 ausgedehnt werden, um einen Hinterwandinfarkt auszuschließen.

3 Lebenserhaltende Maßnahmen, Diagnostik & Therapie

3.42 Akutes Koronarsyndrom (ACS)

Sie sind bei einem Patienten mit einem **ACS.** Der Patient ist während der Versorgung sehr ängstlich. Er erhält Sauerstoff, das EKG wird abgeleitet, ein venöser Zugang ist bereits gelegt. Während der weiteren Versorgung äußert der Patient, dass ihm übel wird und er wahrscheinlich erbrechen muss. Um die Anstrengung des Erbrechens für den Patienten und die damit verbundene erhöhte kardiale Belastung zu vermeiden, beabsichtigen Sie, ein Antiemetikum zu verabreichen.

Nennen Sie geeignete Medikamente und deren Dosierung.

3.42 Akutes Koronarsyndrom (ACS)

Erbrechen ist für den Patienten unangenehm und auch anstrengend. Diese Anstrengung kann zu einer höheren kardialen Belastung führen, die vermieden werden sollte. Deswegen ist die Gabe eines **Antiemetikums** sinnvoll und sollte wenn möglich durchgeführt werden.
Als Antiemetika kommen z.B. Dimenhydrinat, Metoclopramid, Droperidol oder Odansetron in Frage:

- Dimenhydrinat – Vomex A®: Dosierung ca. 80 mg
- Metoclopramid – Paspertin®: Dosierung ca. 10 mg
- Droperidol – Xomolix®: Dosierung ca. 0,25–0,5 ml = 0,625–1,25 mg
- Odansetron – Zofran®: Dosierung ca. 4–8 mg

Bei diesen Mitteln sind die regionalen Protokolle/Vorgaben zu beachten. Gegebenenfalls kommt ein anderes Medikament zur Anwendung.

3 Lebenserhaltende Maßnahmen, Diagnostik & Therapie

3.43 Lungenembolie

Sie werden zu einem Notfall alarmiert. Auf Ihrem Funkmeldeempfänger steht:
„Patient mit **Atemnot**".
Der Einsatzort ist ein Mehrfamilienhaus. Die Wohnung des Patienten befindet sich im dritten Stock. Der Patient liegt im Bett. Schon beim Betreten des Schlafzimmers erkennen Sie eine zyanotische Hautfarbe. Der Patient hat Brustschmerzen und ist auffällig kurzatmig. Die Halsvenen sind gestaut. Ihre erste Vermutung ist, dass es sich hier um eine **Lungenembolie** handeln könnte. Um ein ACS differenzialdiagnostisch abzugrenzen, ist eine ausführliche Anamnese notwendig. Insbesondere die Risikofaktoren spielen bei diesem Notfallbild eine wichtige Rolle.

Nennen Sie drei Risikofaktoren, die auf das Vorliegen einer Lungenembolie hinweisen.

3.43 Lungenembolie

Eine **Lungenembolie** entsteht durch **Thrombenbildung.** Pathophysiologisch bilden sich diese Thromben bei einer Lungenembolie entweder im venösen System des Körperkreislaufs oder in der rechten Herzhälfte. Hierüber gelangen sie dann in die Lungenstrombahn. Besonders groß ist die Gefahr der Thrombenbildung bei Vorliegen nachfolgender Risikofaktoren:

- Venenthrombose
- Vorhofflimmern
- Herzklappendefekte

Eine **Venenthrombose** entsteht insbesondere dann, wenn der venöse Rückstrom eingeschränkt ist (z. B. bei Immobilität). Diese Einschränkung kann bereits bei längerem Sitzen, z. B. während eines Langstreckenflugs (Economy-Class-Syndrom), zu einer Thrombose führen.
Vorhofflimmern und **Klappendefekte** führen zur einer Blutverwirbelung, welche ebenfalls eine Thrombenbildung verursachen kann.

3 Lebenserhaltende Maßnahmen, Diagnostik & Therapie

3.44 Lungenembolie

Sie sind bei einem Patienten mit akuten Brustschmerzen, Atemnot und gestauten Halsvenen. Der Patient erzählt Ihnen, dass er seit dem Vortag Schmerzen im rechten Bein hat. Sie schauen sich das Bein an und stellen fest, dass es gerötet und geschwollen ist.
Sie stellen die Arbeitsdiagnose **„Lungenembolie".** Sie verabreichen hochdosiert Sauerstoff, legen einen venösen Zugang und leiten ein EKG ab. Zudem führen Sie eine medikamentöse Therapie durch.

Nennen Sie das Medikament, das Sie bei Vorliegen einer Lungenembolie verabreichen müssen und erläutern Sie dessen Wirkung und Dosierung.

3.44 Lungenembolie

Patienten mit einer **Lungenembolie** sollten Heparin erhalten. Die Dosierung beträgt 10 000 IE.
Heparin gehört zur **Gruppe der Antikoagulanzien** und bewirkt als Gerinnungsinhibitor eine Verminderung der Gerinnungsneigung des Blutes. Dazu bindet es sich an das Antithrombin und verstärkt die gerinnungshemmende Eigenschaft dieses Stoffs.
Die eigenständige Gabe ist üblicherweise indiziert, wenn eine vitale Bedrohung des Patienten vorliegt (kardiogener Schock). Dann sollte Heparin frühzeitig verabreicht werden, um insbesondere die Entstehung weiterer Thromben zu vermeiden.

3 Lebenserhaltende Maßnahmen, Diagnostik & Therapie

3.45 Tachykarde Rhythmusstörungen

Sie werden zu einem Notfall alarmiert und finden einen Patienten vor, der über Schwindel und allgemeines Unwohlsein klagt. Er sagt, immer wenn er aufstehe, werde ihm schwarz vor Augen. Sie führen eine Untersuchung durch und erkennen in der EKG-Ableitung eine Tachykardie mit einer Frequenz von 155/min.
Der gemessene Blutdruck liegt bei 100 mmHg systolisch. Während der weiteren Versorgung trübt der Patient immer weiter ein und die Tachykardie nimmt zu. Sie überprüfen die Vitalparameter, der periphere Puls ist nicht mehr tastbar und an der A. carotis ist ein schwacher fadenförmiger Puls zu fühlen.

Erläutern Sie die Maßnahmen, die Sie jetzt ergreifen müssen.

3.45 Tachykarde Rhythmusstörungen

Zunächst muss über das **ABCDE-Schema** (› Karte 3.2) und eine vollständige Anamneseerhebung eine Ursache erkannt bzw. eingegrenzt werden. Sollte z. B. eine Störung der Atmung mit der Folge einer Hypoxie als Ursache in Frage kommen, wird auch zunächst das A- bzw. B-Problem gelöst. Wird eine respiratorische Ursache ausgeschlossen, kann auch eine Störung des Kreislaufs vorliegen.

Ebenso kann die Ursache in der Reizbildung und -leitung liegen. Bei einer instabilen Situation sollte die elektrische Therapie im Vordergrund stehen und eine Kardioversion durchgeführt werden.

3 Lebenserhaltende Maßnahmen, Diagnostik & Therapie

3.46 Tachykarde Rhythmusstörungen

Sie werden zu einem Notfall alarmiert. Auf Ihrem Funkmeldeempfänger steht die Einsatzmeldung: „Patient mit Bewusstseinsstörungen".
Beim Eintreffen finden Sie einen Patienten vor, der immer wieder eintrübt. Bei der Untersuchung erkennen Sie eine **tachykarde Herzrhythmusstörung.**
Die Atmung ist unauffällig und ausreichend tief, trotzdem verabreichen Sie Sauerstoff. Der von Ihnen gemessene Blutdruck liegt bei 90/60 mmHg. Sie entschließen sich, eine Kardioversion durchzuführen.

Erklären Sie die Durchführung einer Kardioversion und beschreiben Sie den Unterschied zwischen Kardioversion und Defibrillation.

3.46 Tachykarde Rhythmusstörungen

Eine **Kardioversion** ist im Gegensatz zur **Defibrillation** R-Zacken-getriggert, wird also synchronisiert durchgeführt. Außerdem sind die verwendeten Energiemengen geringer. Je nach Gerätetyp liegt die aufgewendete Energie für die Kardioversion bei 100–150 Joule und kann bei Bedarf stufenweise gesteigert werden. Maßgeblich sind die Vorgaben des Geräteherstellers.
Bei einigen Geräten muss ggf. manuell eingestellt werden, ob die Stromabgabe synchronisiert erfolgen soll.
Bei jeder Kardioversion ist eine EKG-Ableitung erforderlich. Die Defibrillationselektroden müssen an den vom Hersteller vorgegebenen Stellen (meist rechts vom Sternum und an der Herzspitze) platziert werden. Eine Sedierung und Analgesie beim ansprechbaren Patienten ist selbstverständlich.

3 Lebenserhaltende Maßnahmen, Diagnostik & Therapie

3.47 Bradykarde Rhythmusstörungen

Ihr Einsatzstichwort auf Ihrem Funkmeldeempfänger lautet „bewusstlose Person". Am Einsatzort berichtet die Ehefrau, sie habe ihren 65-jährigen Ehemann bewusstlos im Wohnzimmer auf dem Sofa vorgefunden und daraufhin den Rettungsdienst alarmiert.
Sie untersuchen den Patienten nach dem ABCDE-Schema (› Karte 3.2) und stellen bei C eine deutlich **bradykarde Pulsfrequenz** fest. Der Puls ist nur schwach tastbar, der Patient weiterhin bewusstlos. Der Blutdruck liegt systolisch unter 100 mmHg. A und B sind unauffällig. Aufgrund dieser Ergebnisse ist eine akute Gefährdung erkennbar.

Nennen Sie die geeigneten Maßnahmen, die Sie jetzt durchführen müssen.

3.47 Bradykarde Rhythmusstörungen

Folgende Maßnahmen sind durchzuführen:

- Zunächst sollte über das **ABCDE-Schema** und die **SAMPLER-Abfrage** versucht werden, die Ursache für die Bradykardie zu ermitteln. Die Ableitung des EKGs kann ebenfalls Hinweise auf die Ursache der Bradykardie geben.
- Um die Bewusstseinsstörung zu beseitigen und den Kreislauf zu stabilisieren, muss die Herzfrequenz erhöht werden.
- Zunächst sollten 0,5 mg Atropin i. v. appliziert werden. Führt dies zu keiner Verbesserung, können schrittweise bis zu 3 mg Atropin insgesamt verabreicht werden. Führt auch das nicht zum gewünschten Erfolg, sind weitergehende medikamentöse Maßnahmen oder eine Schrittmachertherapie erforderlich.

3 Lebenserhaltende Maßnahmen, Diagnostik & Therapie

3.48 Bradykarde Rhythmusstörungen

Sie befinden sich im Einsatz bei einem Patienten mit einer **bradykarden Herzrhythmusstörung.** Er ist bereits mehrfach synkopiert und bei der Auskultation hören Sie apikal Rasselgeräusche. Ihr Patient befindet sich somit in einem dekompensierten Zustand. Respiratorische Ursachen für diese Bradykardie scheinen nicht vorzuliegen.
Sie entscheiden sich für die Gabe von Atropin, um die Herzfrequenz zu steigern.

Erklären Sie die Wirkung von Atropin.

3.48 Bradykarde Rhythmusstörungen

Atropin ist ein **Parasympathikolytikum.** Die Wirkung des parasympathischen Nervensystems wird vermindert (Vagolyse). Der Parasympathikus senkt die Herzfrequenz. Wird seine Wirkung reduziert, steigt in der Folge – je nach Ursache der Bradykardie – die Pulsfrequenz an.

Ein Parasympathikolytikum wird bei einigen Rhythmusstörungen keine Veränderung der Herzfrequenz bewirken, dazu gehört etwa der AV-Block dritten Grades. Atropin ist nicht in der Lage, einen totalen AV-Block zu beseitigen.

Neben der Erhöhung der Herzfrequenz bewirkt Atropin zudem eine Verminderung des Speichelflusses und eine Erschlaffung der Bronchien.

3 Lebenserhaltende Maßnahmen, Diagnostik & Therapie

3.49 Bradykarde Rhythmusstörungen

Sie befinden sich im Einsatz bei einem Patienten mit einer **bradykarden Herzrhythmusstörung.** Er ist bereits mehrfach synkopiert, bei der Auskultation hören Sie apikal Rasselgeräusche. Ihr Patient befindet sich somit in einem dekompensierten Zustand. Respiratorische Ursachen für diese Bradykardie scheinen nicht vorzuliegen.
Sie entscheiden sich für die Gaben von Atropin, um die Herzfrequenz zu steigern.
Diese Gabe von Atropin führt jedoch nicht zum gewünschten Erfolg. Die Herzfrequenz lässt sich nicht steigern und der Zustand des Patienten verbessert sich nicht.

Nennen Sie weitere Maßnahmen, die Sie jetzt ergreifen können.

3.49 Bradykarde Rhythmusstörungen

Zur Erhöhung der Herzfrequenz stehen weitere Medikamente und Maßnahmen zur Verfügung:

- **Adrenalin-Gabe:** Es werden 0,01 mg Adrenalin titriert appliziert, bis eine Wirkung erkennbar ist. Dies muss aber sehr vorsichtig erfolgen, da sowohl eine Tachykardie als auch weitere Rhythmusstörungen ausgelöst werden können.
  Adrenalin ist ein Sympathomimetikum, wirkt also im Gegensatz zum Atropin direkt auf den Sympathikus. Deswegen kann Adrenalin die Herzfrequenz deutlich steigern, und zwar auch dann, wenn Atropin als Parasympathikolytikum keinen Erfolg zeigte.
- Hilft auch die Adrenalingabe nicht, kann ein **transkutaner Schrittmacher** eingesetzt werden.

3 Lebenserhaltende Maßnahmen, Diagnostik & Therapie

3.50 Bradykarde Rhythmusstörungen

Sie werden mit Ihrem RTW zu einem Einsatz in eine Einfamilienhaussiedlung alarmiert. Die Einsatzmeldung lautet **„bewusstlose Person“.**

Am Einsatzort führen Sie nach dem Ersteindruck den **Primary Survey** (ABCDE-Schema) durch (› Karte 3.2). Hierbei ermitteln Sie bei C (Kreislauf) eine bradykarde Herzrhythmusstörung. Sie gehen davon aus, dass diese ursächlich für die Bewusstseinsstörung ist.

Sie applizieren zunächst Atropin, was aber keine Erhöhung der Herzfrequenz und somit keine Besserung des Patientenzustands bewirkt.

Sie entscheiden sich für eine weitere Maßnahme, nämlich die **transthorakale Schrittmachertherapie,** die Sie als Notfallsanitäter unter bestimmten Voraussetzungen durchführen können.

Beschreiben Sie die Durchführung einer transthorakalen Schrittmachertherapie.

3.50 Bradykarde Rhythmusstörungen

Eine **Schrittmachertherapie** sollte durchgeführt werden, wenn der Patient bradykard und bewusstlos ist. Die Elektroden werden nach Vorgabe des Geräteherstellers (meist sternal und apikal) platziert. Anschließend stellt man die gewünschte Frequenz (70 Schläge/min.) ein und erhöht die Stimulationsenergie langsam, bis die Schrittmacherspikes im EKG durch einen tastbaren Puls beantwortet werden.

Bei manchen Geräten können zwei Modi zur Stimulation gewählt werden:

- **Fix-Modus:** In diesem Modus stimuliert das Gerät immer mit der eingestellten Frequenz.
- **Demand-Modus:** In diesem Modus stimuliert das Gerät nur, wenn die eingestellte Herzfrequenz unterschritten wird.

Dieser Unterschied muss bei der Geräteeinstellung beachtet werden!

3 Lebenserhaltende Maßnahmen, Diagnostik & Therapie

3.51 Kolikartige Schmerzzustände

Sie werden zu einem Einsatz alarmiert. Die Meldung lautet: **„Patient mit akuten starken Bauchschmerzen“.** Beim Eintreffen schildert der Patient seine Schmerzen. Diese treten an- und abschwellend und somit kolikartig auf. Nahezu schmerzfreie Phasen wechseln sich mit Phasen fast unerträglicher Schmerzen ab.
Der Patient wird nach Wunsch gelagert, erhält einen venösen Zugang und Sauerstoff. Nachdem Sie den Patienten in Ihren Rettungswagen transportiert haben, werden die Schmerzen zunehmend wieder stärker.

Nennen Sie das Medikament inkl. Dosierung, welches Sie bei kolikartigen Schmerzzuständen anwenden sollten.

3.51 Kolikartige Schmerzzustände

Das geeignete Medikament heißt **Butylscopolamin** (Buscopan®).
Butylscopolamin, ein Anticholinergikum, gehört zur Gruppe der Parasympathikolytika und vermindert die Erregungsübertragung zur glatten Muskulatur. Es wirkt nicht im zentralen Nervensystem.
Zur Spasmolyse sollte Butylscopolamin intravenös appliziert oder in die Infusion gegeben werden. Die Dosierung beträgt beim Erwachsenen 20–40 mg initial. Zudem ist es möglich, zur Analgesie zusätzlich 1 g Metamizol in die Infusion zu geben. Die Infusionsgeschwindigkeit orientiert sich an der Schmerzsymptomatik.

3 Lebenserhaltende Maßnahmen, Diagnostik & Therapie

3.52 Generalisierter Krampfanfall

Sie werden mit dem Einsatzstichwort **„Krampfanfall“** alarmiert.
Beim Eintreffen finden Sie einen ca. 50-jährigen Patienten vor, der immer noch krampft. Angehörige berichten, dass er seit ca. 15 Minuten immer wieder krampft. Der Patient leidet an Epilepsie. Um eine zerebrale Hypoxie zu vermeiden, muss ein Krampfanfall möglichst umgehend durchbrochen werden. Das ist nur mit entsprechenden Medikamenten möglich.

Erläutern Sie, welche medikamentöse Therapie Sie jetzt einleiten.

3.52 Generalisierter Krampfanfall

Zur Krampfdurchbrechung stehen verschiedene Medikamente aus der Gruppe der Antikonvulsiva zur Verfügung, z. B.:

- **Midazolam** kann sowohl i. v. als auch nasal verabreicht werden
  - Nasal 0,2 mg/kg KG
  - I. v. 0,1 mg/kg KG
- **Lorazepam:** 2,5 mg bukkal
- **Diazepam:** rektale Verabreichung
  - 5 mg bis 15 kg KG
  - 10 mg über 15 kg KG

Die Applikation der Medikamente kann unterschiedlich erfolgen. Günstig ist eine Applikationsform, die es auch während eines Krampfanfalls erlaubt, das Medikament einfach und sicher zu verabreichen. Bewährt hat sich die nasale oder bukkale Gabe. Bei der nasalen Gabe ist darauf zu achten, dass nicht mehr als 1 ml pro Nasenloch appliziert wird.

3 Lebenserhaltende Maßnahmen, Diagnostik & Therapie

3.53 Generalisierter Krampfanfall

Ihre erste Einsatzmeldung an diesem Tag lautet: **„Krampfanfall bei einem Kind".**
Das Kind krampft bei Ihrem Eintreffen nicht mehr. Es ist auffällig warm und hat eine gerötete Hautfarbe. Die Eltern berichten, dass ihr Kind seit zwei Tagen Fieber hat und dieses heute besonders hoch ist.
Für das Auftreten von Krampfanfällen gibt es verschiedene Ursachen. Fieber ist bei Kindern recht häufig ursächlich für Krampfanfälle.
Auch hier sollte der eigentliche Krampfanfall möglichst umgehend durchbrochen werden. Neben der antikonvulsiven Therapie muss das Fieber als Ursache der Krampfanfälle gesenkt werden.

Beschreiben Sie die medikamentöse Antipyrese (Fiebersenkung).

3.53 Generalisierter Krampfanfall

Neben dem klassischen **Wadenwickel** zur Fiebersenkung kann medikamentös **Paracetamol** als **Suppositorium** eingesetzt werden.

Dosierung

- Bis zum ersten Lebensjahr 125 mg rektal
- Zweites bis fünftes Lebensjahr 250 mg rektal
- Ab sechs Jahren 500 mg rektal

Unbedingt beachtet werden sollte die Höchstdosierung, da Paracetamol in hohen Dosen lebertoxisch wirkt. Vor der eigenverantwortlichen Gabe sollte geklärt werden, ob und in welcher Menge die Eltern bereits Paracetamol verabreicht haben.
Paracetamol sollte nicht über 50 mg/kg KG je Tag dosiert werden. Bei Erwachsenen gilt eine Höchstdosis von 4 g/Tag.

3 Lebenserhaltende Maßnahmen, Diagnostik & Therapie

3.54 Pharmakologie (Analgetika)

Sie werden zu einem Sportunfall alarmiert. In einer Sportgruppe ist ein 50-jähriger Mann umgeknickt. Das Sprunggelenk ist fehlgestellt und angeschwollen, der Patient hat sehr starke Schmerzen. Nur eine medikamentöse Analgesie kann hier noch sinnvoll die Schmerzen des Patienten bekämpfen. Aus diesem Grund möchten Sie ein **Analgetikum** verabreichen.
Es gibt verschiedene Arten von Analgetika. Unter anderem steht das Medikament Ketamin als potentes Analgetikum zur Verfügung.

Wie wird Ketamin zur Analgesie dosiert?

3.54 Pharmakologie (Analgetika)

Ketamin ist ein gutes und sehr potentes Analgetikum. Es hat kaum Nebenwirkungen und führt nicht zu einem Absinken des Blutdrucks.
Ketamin steht von verschiedenen Herstellern als Generikum zur Verfügung.

Dosierung

- Ketanest®: 0,25–0,5 mg/kg KG i. v.
- Ketanest S® die halbe Dosierung

Patienten können bei der Gabe Angstzustände und Halluzinationen empfinden. Da das sehr unangenehm ist, muss grundsätzlich vor der Applikation von Ketanest ein Benzodiazepin verabreicht werden.

3 Lebenserhaltende Maßnahmen, Diagnostik & Therapie

3.55 Pharmakologie (Analgetika)

Eine **Analgesie** bei Patienten mit starken Schmerzen sollte frühzeitig und ausreichend potent erfolgen. Im Rettungsdienst sind verschiedene **Analgetika** gebräuchlich. Jedes kann unterschiedliche Nebenwirkungen verursachen. Deswegen sollten Analgetika mit möglichst wenigen Nebenwirkungen, aber einer hohen analgetischen Potenz eingesetzt werden.
Eines der möglichen spezifischen Analgetika ist **Metamizol.**

Nennen Sie die Dosierung.

3.55 Pharmakologie (Analgetika)

Metamizol wirkt analgetisch und antipyretisch (fiebersenkend). Es handelt sich um ein nicht opioides Analgetikum. Nebenwirkungen sind eher selten. Metamizol erreicht jedoch nicht die analgetische Wirkung von z. B. Ketanest oder Morphin.
Dosierung: 1 g über eine Infusion (entspricht 10–20 mg/kg KG)

3 Lebenserhaltende Maßnahmen, Diagnostik & Therapie

3.56 Intoxikationen

Bei der oralen Aufnahme von toxischen Substanzen kann **medizinische Kohle** als Antidot verabreicht werden.

Beschreiben Sie die Wirkung von medizinischer Kohle bei oralen Vergiftungen, deren Dosierung und die Durchführung der Verabreichung.

3.56 Intoxikationen

- **Wirkung:**
  Medizinische Kohle ist fein gekörnte Aktivkohle und besitzt eine große Oberfläche. Diese Oberfläche ist in der Lage, zahlreiche Stoffe an sich zu binden. Wird medizinische Kohle frühzeitig nach Verschlucken einer toxischen Substanz oral verabreicht, bindet sich die Substanz an die Kohle und wird somit nicht vom Körper resorbiert, sondern mit der Kohle wieder ausgeschieden.
- **Dosierung:**
  Ca. 1 g pro kg KG (maximal 100 g)
- **Applikation:**
  Im Rettungsdienst steht medizinische Kohle als feines Pulver in Flaschen zur Verfügung. Der Inhalt wird mit Wasser oder physiologischer Kochsalzlösung aufgefüllt, geschüttelt und die entstehende Suspension vom Patienten getrunken.

3 Lebenserhaltende Maßnahmen, Diagnostik & Therapie

3.57 Intoxikationen

Sie werden zu einem dreijährigen Kind gerufen, das beim Spielen im Garten Teile einer mutmaßlich giftigen Pflanze gegessen hat.

Beschreiben Sie die Indikation zur oralen Gabe von medizinischer Kohle durch den Notfallsanitäter und nennen Sie mögliche Kontraindikationen.

3.57 Intoxikationen

Indikation:

Medizinische Kohle (Aktivkohle) wird bei Vergiftungen unter folgenden Voraussetzungen oral verabreicht:

- Die orale Aufnahme der toxischen Substanz erfolgte vor maximal einer Stunde.
- Es wurde eine so große Dosis aufgenommen, dass toxische Wirkungen auftreten können.
- Die betreffende toxische Substanz kann von Aktivkohle gebunden werden.
- Eine telefonische Konsultation des zuständigen Giftinformationszentrums hat stattgefunden (insbesondere zur Klärung, ob die beiden letztgenannten Voraussetzungen vorliegen) und die Verabreichung von medizinischer Kohle wurde empfohlen.

Kontraindikationen:

- Eingeschränktes Bewusstsein
- Eingeschränkte Schluckfähigkeit/Schutzreflexe
- Verschlucken stark ätzender Substanzen (Kohle erschwert die Sichtverhältnisse bei der Endoskopie)
- Verschlucken von organischen Lösungsmitteln (z. B. Benzin, Petroleum, Terpentin)

3 Lebenserhaltende Maßnahmen, Diagnostik & Therapie

3.58 Intoxikationen

Bei einer Vergiftung durch **Insektizide** oder **Nervenkampfstoffe** vom Organophosphattyp wird **Atropin** als Antidot verabreicht.

Beschreiben Sie die Wirkung von Atropin bei Organophosphatvergiftungen und nennen Sie die Dosierung bei der Verabreichung.

3.58 Intoxikationen

Wirkung:

- **Organophosphate** hemmen in den Synapsen das Abbauenzym des Neurotransmitters Acetylcholin (Acetylcholinesterase). Daraus resultiert eine Überaktivität des Parasympathikus.
- **Atropin** blockiert die Rezeptoren des Acetylcholins und wirkt somit als **Parasympathikolytikum.** Auf diese Weise wirkt Atropin den wichtigsten lebensbedrohlichen Symptomen der Organophosphatintoxikation entgegen.

Dosierung:

- Die Atropindosis orientiert sich am Ausmaß der Vergiftungssymptome. Atropin wird titriert verabreicht, bis der Speichelfluss merklich nachlässt oder die Herzfrequenz auf hochnormale Werte (ca. 80–90/min.) angestiegen ist.
- Die Titration kann in 5 mg-Schritten alle fünf Minuten oder ansteigend in Einzeldosen von 1, 2, 4, 8 mg bis zu einer Gesamtdosis von max. 50 mg erfolgen.

3 Lebenserhaltende Maßnahmen, Diagnostik & Therapie

3.59 Intoxikationen

Bei einer Vergiftung durch **Opioide** kann als Antidot der Wirkstoff **Naloxon** verabreicht werden.

Beschreiben Sie die Wirkung von Naloxon, die Dosierung und mögliche Komplikationen bei der Behandlung einer Opioidintoxikation.

3.59 Intoxikationen

Wirkung:
Naloxon hemmt die Opioidrezeptoren im menschlichen Körper und hebt somit die Wirkungen von Opioiden, insbesondere jedoch den narkotischen, kreislauf- und atemdepressiven Effekt, auf.

Dosierung:
Der Inhalt einer Ampulle (0,4 mg) sollte auf 10 ml verdünnt und titriert verabreicht werden, bis der Patient ausreichend spontan atmet: 1, 4, 5 ml im Abstand von je zwei Minuten.

Mögliche Komplikationen:

- Wird Naloxon überdosiert, können Entzugserscheinungen hervorgerufen werden. Daher sollte Naloxon titriert verabreicht werden.
- Die Wirkdauer von Naloxon ist kürzer als die der meisten Opioide, sodass die Vergiftungssymptome nach einigen Stunden erneut auftreten können. Patienten müssen daher nach einer Naloxongabe mindestens sechs Stunden lang beobachtet werden.

3 Lebenserhaltende Maßnahmen, Diagnostik & Therapie

3.60 Verbrennungstrauma

Ein etwa 45 Jahre alter Mann hat mit freiem Oberkörper an einem Holzkohlegrill hantiert und durch das Aufgießen von Benzin eine heftige Verpuffung verursacht. Der Patient ist bei Bewusstsein. Sie erkennen bei der Ersteinschätzung Anzeichen von Hitzeeinwirkung an der gesamten Oberkörpervorderseite, an beiden Armen und im Gesicht.

Beschreiben Sie je ein A-, B- und C-Problem, mit dem Sie bei diesem Patienten rechnen müssen.

3.60 Verbrennungstrauma

- Mögliches **A-Problem** (Atemwege): Verengung der Atemwege durch Inhalationstrauma
- Mögliches **B-Problem** (Atemfunktion): Einschränkung der Thoraxbewegung durch großflächige Verbrennung der Haut
- Mögliches **C-Problem** (Kreislauffunktion): Schock durch Flüssigkeitsverlust infolge der großflächigen Verbrennungen (ca. 40 % KOF)

3 Lebenserhaltende Maßnahmen, Diagnostik & Therapie

3.61 Verbrennungstrauma

Eine 67-jährige Frau hat durch eine Fettexplosion in einem Imbiss Verbrühungen an beiden Armen und an der Oberkörpervorderseite erlitten. Bis zu Ihrem Eintreffen haben Ersthelfer die verletzten Hautareale mit Wasser aus einem Gartenschlauch gekühlt.

Erläutern Sie die Bedeutung der Körperkerntemperatur beim Verbrennungstrauma und leiten Sie daraus Regeln für die Wundversorgung bei Verbrennungen ab.

3.61 Verbrennungstrauma

Durch das Kühlen großflächiger Verbrennungen (in vorliegendem Fall ca. 36 % KOF) mit kaltem Wasser wird die Körperkerntemperatur (KKT) des Patienten deutlich gesenkt. Da die Wärmeregulationsfunktion der Haut beeinträchtigt ist, erfolgt die Temperatursenkung sogar schneller als in vergleichbarer Situation beim Gesunden (z. B. beim Baden in kaltem Wasser).
Eine Unterkühlung erhöht bei einem schweren Verbrennungstrauma jedoch die Mortalität.

Regeln:

- Ersthelfer unterbrechen die Wirkung der Hitzequelle, entfernen heiße Kleidungsstücke und kühlen die verbrannte Haut durch sofortige Anwendung von Kaltwasser ab.
- Die Kaltwasseranwendung wird nach maximal zehn Minuten beendet.
- Danach werden die Brandwunden mit sterilen und in der Regel trockenen Verbandtüchern abgedeckt.
- Die KKT wird überwacht und der Wärmeerhalt gesichert (Ziel: normale KKT).
- Kleinflächige Verbrennungen (‹ 10 % KOF) können auch längere Zeit gekühlt oder mit feuchten Verbänden versorgt werden, wenn dies vom Patienten als angenehm empfunden wird (schmerzlindernde Wirkung).

3 Lebenserhaltende Maßnahmen, Diagnostik & Therapie

3.62 Verbrennungstrauma

Das Ausmaß einer Verbrennung wird nach der **Neuner-Regel** nach *Wallace* oder der **Handflächenregel** abgeschätzt. Bei der Handflächenregel entspricht die Innenfläche der Hand des Patienten etwa einem Prozent der Körperoberfläche (KOF).

Erläutern Sie,

- ab welchem Ausmaß eines Verbrennungstraumas eine Volumentherapie durchgeführt,
- welche Infusionslösung verwendet und
- wie diese dosiert

werden soll.

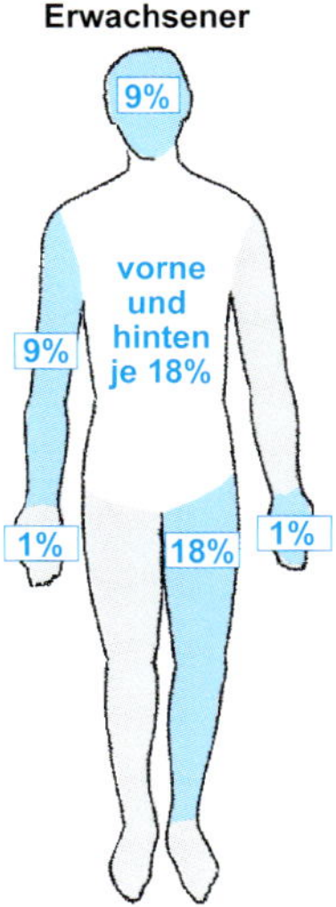

Abb. 3.4 Neuner-Regel nach *Wallace* [L157]

3.62 Verbrennungstrauma

- Eine Volumentherapie ist nur bei großflächigen, schweren Verbrennungen erforderlich (ab ca. 10 % zweit- und drittgradig verbrannter Körperoberfläche (vKOF))
- Bei der Erstversorgung werden ausschließlich Vollelektrolytlösungen (VEL) eingesetzt (idealerweise eine balancierte VEL, z. B. Ringer-Acetat), keinesfalls kolloidale Lösungen
- Auch beim Verbrennungstrauma ist eine übermäßige Infusionstherapie zu vermeiden. Innerhalb der ersten Stunde werden bei Erwachsenen maximal 1000 ml, bei Kindern maximal 15–20 ml/kg KG verabreicht

Der weitere Volumen- und Elektrolytbedarf des Patienten wird auf der Intensivstation anhand der klinischen und labordiagnostischen Parameter ermittelt.

3 Lebenserhaltende Maßnahmen, Diagnostik & Therapie

3.63 Verbrennungstrauma

Geben Sie für folgende Einsatzsituationen das geeignete Zielkrankenhaus an und begründen Sie Ihre Entscheidung.

1. Patient mit zweitgradigen Verbrennungen beider Arme; vom Einsatzort aus sind mehrere Kliniken der Maximalversorgung innerhalb von ca. 30 Minuten erreichbar
2. Patient mit drittgradigen Verbrennungen eines Arms und des Gesichts; vom Einsatzort aus ist das nächste Krankenhaus der Maximalversorgung innerhalb von ca. 60 Minuten erreichbar
3. Patient mit zweit- bis drittgradigen Verbrennungen eines Oberarms; Einsatzort im ländlichen Raum

3.63 Verbrennungstrauma

1. Es sollte ein Zielkrankenhaus mit **Brandverletztenzentrum (BVZ)** angefahren werden. Die Indikation zur Behandlung im BVZ liegt vor, da die verbrannte Fläche größer als 15 % KOF ist. Da die Fahrtzeit zum BVZ nicht mehr als 45 Minuten beträgt, kann dieses direkt angefahren werden.
2. Transportziel ist die nächstgelegene Klinik mit unfallchirurgischer Abteilung. Es liegen zwei Indikationen zur Behandlung in einem BVZ vor: drittgradig verbrannte KOF › 10 % sowie Verbrennung des Gesichts. Aufgrund der Transportdauer sollte zunächst eine chirurgische Erstversorgung stattfinden.
3. Zielkrankenhaus ist die nächstgelegene Klinik mit unfallchirurgischer Abteilung. Es liegen keine Indikationen für die Einweisung in ein BVZ vor.

3 Lebenserhaltende Maßnahmen, Diagnostik & Therapie

3.64 CO-Vergiftung

In einer Gartenlaube wird eine **bewusstlose Person** aufgefunden. Bei Inspektion der Umgebung finden Sie in demselben Raum einen abgebrannten Kohlengrill.

Erläutern Sie, wie bei diesem Patienten eine mögliche CO-Intoxikation sicher diagnostiziert werden kann.

3.64 CO-Vergiftung

Eine **CO-Exposition** gilt als gesichert, wenn im Blut des Patienten ein Carboxyhämoglobinanteil (CO-Hb) von mehr als 5 % (bei Nichtrauchern) bzw. mehr als 10 % (bei Rauchern) nachgewiesen wird.
Im Rettungsdienst bestehen folgende Möglichkeiten, den CO-Hb-Wert zu bestimmen:

- Messung mittels eines speziellen Puls-CO-Oximeters
- Messung von CO in der Ausatemluft des Patienten
- Entnahme einer Blutprobe (mit Zusatz von Heparin oder EDTA) und spätere Messung im Krankenhaus (Blutgasanalyse)

Die Blutentnahme sollte bereits durch den Rettungsdienst erfolgen, da der CO-Hb-Wert unter Sauerstoffgabe zügig sinkt.
Leichte Symptome einer **CO-Intoxikation** können bei CO-Hb-Werten ab ca. 10 %, Bewusstseinsstörungen ab ca. 20 % auftreten.
Die klinischen Symptome der CO-Intoxikation sind allesamt unspezifisch, sodass der Vergiftungsverdacht stets durch eine CO-Hb-Bestimmung bestätigt werden sollte.

3 Lebenserhaltende Maßnahmen, Diagnostik & Therapie

3.65 CO-Vergiftung

Bei einem Patienten mit **„unklarer Bewusstlosigkeit“** wird ein CO-Hb-Wert von 20 % festgestellt.

Erläutern Sie, unter welchen Umständen der Patient primär in ein Druckkammerzentrum transportiert werden sollte.

3.65 CO-Vergiftung

Ob bei einer CO-Intoxikation eine frühzeitige Behandlung in einer Druckkammer indiziert ist, hängt von **mehreren Faktoren** ab:

- Expositionsdosis (initialer CO-Hb-Wert)
- Dauer der Exposition
- Schwere der klinischen Symptome
- Auftreten kardialer Symptome
- Vorliegen einer Schwangerschaft

Bei der Indikationsstellung müssen außerdem Begleiterkrankungen und -verletzungen des Patienten sowie die **Erreichbarkeit einer einsatzbereiten Druckkammer** berücksichtigt werden.
Ein primärer Transport in ein weiter entferntes Druckkammerzentrum sollte daher nur nach Beratung durch das zuständige **Giftinformationszentrum** erfolgen.

3 Lebenserhaltende Maßnahmen, Diagnostik & Therapie

3.66 CO-Vergiftung

Bei einem Einsatz wurde eine **erhöhte Kohlenmonoxidkonzentration** in der Wohnung des betroffenen Patienten festgestellt. Sie werden zur Versorgung der Ehefrau des Patienten angefordert, bei der ein CO-Hb-Wert von 8 % festgestellt wurde. Sie äußert keine Beschwerden und gibt auf Nachfrage an, Raucherin zu sein.

Beschreiben Sie anhand dieses Beispiels die Versorgungsmaßnahmen bei Patienten mit leichter CO-Intoxikation.

3.66 CO-Vergiftung

Die Versorgungsmaßnahmen sehen wie folgt aus:

- Personen, bei denen ein initialer CO-Hb-Wert $<$ 5 % festgestellt wird, gelten als **nicht exponiert.** Bei Rauchern gilt dies sogar bis zu einem Wert von 10 %.
- Personen mit höheren CO-Hb-Werten bis 20 % initial gelten als **leicht exponiert.** Sie erhalten **Sauerstoff** in möglichst hoher Konzentration, bis der CO-Hb-Wert unter 5 % gesunken ist. Außerdem sollte umgehend eine **Blutprobe** zur sicheren Bestimmung des CO-Hb-Werts im Krankenhaus entnommen werden.
- Die weitere Versorgung von leicht CO-exponierten Patienten orientiert sich an den klinischen Symptomen.

Da die Patientin in unserem Beispiel Raucherin ist, liegt der gemessene CO-Hb-Wert im Normalbereich. Wäre eine CO-Aufnahme durch Rauchen ausgeschlossen, würde die Patientin als leicht exponiert eingestuft und sollte Sauerstoff erhalten. Beim Auftreten von Vergiftungssymptomen wäre ein Kliniktransport zu empfehlen.

3 Lebenserhaltende Maßnahmen, Diagnostik & Therapie

3.67 Thoraxtrauma

Sie behandeln einen Patienten, der nach einem Verkehrsunfall über **Thoraxschmerzen** und **Atemnot** klagt. Sie messen eine verringerte Sauerstoffsättigung.

Erläutern Sie die Begriffe Pneumothorax und Spannungspneumothorax und nennen Sie mindestens drei Symptome, die auf das Vorliegen eines Spannungspneumothorax hindeuten.

3.67 Thoraxtrauma

- Beim **Pneumothorax** ist der **Pleuraspalt** verletzungsbedingt eröffnet. Die Verletzung kann sowohl nach außen hin (Wunde) oder nach innen (Atemwege) bestehen. Es kommt zum Eindringen von Luft in den Pleuraspalt. Der dort herrschende Unterdruck wird aufgehoben, der betroffene **Lungenflügel kollabiert** und nimmt kaum noch an der Atmung teil. Der einfache Pneumothorax ist zumeist nicht akut lebensbedrohlich.
- Beim **Spannungspneumothorax** ist die Verletzung des Pleuraspalts so beschaffen, dass sie wie ein **Ventil** funktioniert: Bei jedem Atemzug dringt zusätzliche Luft ein, die in der Ausatemphase nicht wieder entweichen kann. Dadurch baut sich allmählich ein **Überdruck** auf, der die Atemtätigkeit immer weiter einschränkt und letztlich auch auf die intakte Seite der Lunge und die Hohlvenen drückt. Es besteht **akute Lebensgefahr.**
- **Typische Symptome,** die einen **Spannungspneumothorax** vom gewöhnlichen **Pneumothorax** unterscheiden, sind:
  - Zunehmende Verschlechterung der **Atemsituation** (Atemnot, Zyanose, SpO_2-Abfall)
  - Zunehmende Verschlechterung der **Kreislaufsituation** (Tachykardie, Hypotonie, Schockzeichen)
  - Ansteigen des **Beatmungsdrucks** (beim beatmeten Patienten)
  - **Hautemphysem** am Thorax („Schneeballlknistern“)

3 Lebenserhaltende Maßnahmen, Diagnostik & Therapie

3.68 Thoraxtrauma

Sie werden zu einem Verkehrsunfall gerufen. Ein Fußgänger ist von einem PKW erfasst worden. Bei der Untersuchung vermuten Sie neben einigen anderen Verletzungen auch ein schweres Thoraxtrauma. Es gilt vor allem, einen möglichen **Spannungspneumothorax** nicht zu übersehen. Dieser besitzt das größte Gefährdungspotenzial und muss von einem **Pneumo-** oder **Hämatothorax** abgegrenzt werden.

Nennen Sie mindestens drei Leitsymptome des Spannungspneumothorax.

3.68 Thoraxtrauma

Die Leitsymptome sind:

- Abgeschwächtes oder aufgehobenes Atemgeräusch auf der betroffenen Seite
- Gestaute Halsvenen
- Entwicklung eines Hautemphysems
- Gegebenenfalls tast- und sichtbare Verschiebung der Trachea
- Sinkende Pulsoximetriewerte
- Zunehmende Atemnot
- Gegebenenfalls fehlende Radialispulse
- Bewusstseinsstörungen bis Bewusstlosigkeit

3 Lebenserhaltende Maßnahmen, Diagnostik & Therapie

3.69 Thoraxtrauma

Sie werden zu einem Verkehrsunfall gerufen. Ein Fußgänger ist von einem PKW erfasst worden. Im Rahmen der Untersuchung haben Sie einen **Spannungspneumothorax** bei Ihrem Patienten diagnostiziert. Nun gilt es, die drohende Gefährdung des Patienten abzuwenden.

Beschreiben Sie die Pathophysiologie des Spannungspneumothorax.

3.69 Thoraxtrauma

Durch eine Lungenverletzung (meist einseitig) kollabiert diese. Bei der Einatmung gelangt so Luft in den Raum zwischen Lunge und Thoraxwand. Diese kann jedoch nicht nach außen entweichen. Durch den Lufteinstrom und die damit verbundene Druckzunahme auf der betroffenen Thoraxseite verschiebt sich das Mediastinum in Richtung der gesunden Seite.
Diese Verschiebung bewirkt ein Abknicken der zu- und abführenden Herzgefäße mit der Folge einer Füllungsstörung und dem damit verbundenen Pumpversagen. Es entsteht ein lebensbedrohlicher Zustand, der unbehoben innerhalb kurzer Zeit zum Kreislaufstillstand führt.

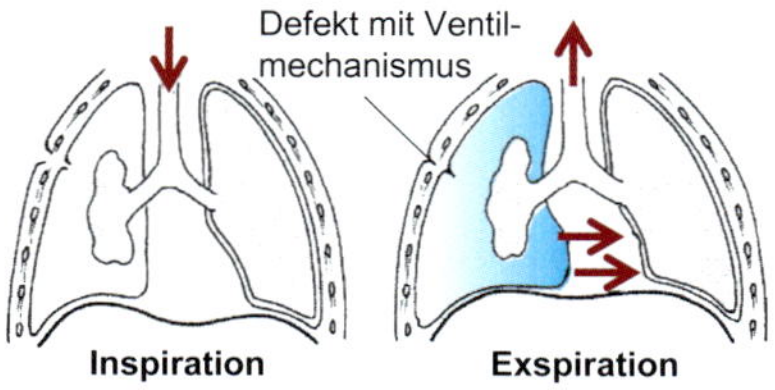

Abb. 3.5 Spannungspneumothorax [L190]

3 Lebenserhaltende Maßnahmen, Diagnostik & Therapie

3.70 Thoraxtrauma

Eine – wenn auch seltene – lebensbedrohliche Verletzung ist das Thoraxtrauma mit Ausbildung eines **Spannungspneumothorax.** Sie haben bei einem Verkehrsunfall eine solche lebensbedrohliche Situation erkannt und entschließen sich, eigenständig eine lebensrettende Thorax-Entlastungspunktion durchzuführen.

Nennen Sie die Entlastungspunktionsorte und beschreiben Sie deren Lokalisation.

3.70 Thoraxtrauma

1. Punktionsort nach *Monaldi* – 2. ICR medioklavikular:
   Dieser Punktionsort ist immer erste Wahl und sollte nur dann **nicht** gewählt werden, wenn dies aus bestimmten Gründen nicht möglich ist. Wichtig: Bei allen Punktionsorten den Oberrand der Rippe wählen (in diesem Fall oberhalb der 3. Rippe), da am Unterrand der Rippen Nerven und Gefäße verlaufen.
2. Punktionsort nach *Bülau* – 4.–5. ICR in der mittleren Axillarlinie:
   Die Punktion nach *Bülau* wird nur durchgeführt, wenn die Punktion nach *Monaldi* nicht möglich ist oder nicht zum gewünschten Erfolg führt. Der Punktionsort nach *Bülau* wird auch verwendet, um präklinisch eine Thoraxdrainage zu platzieren. Hier ist auch der 5.–6. ICR geeignet.

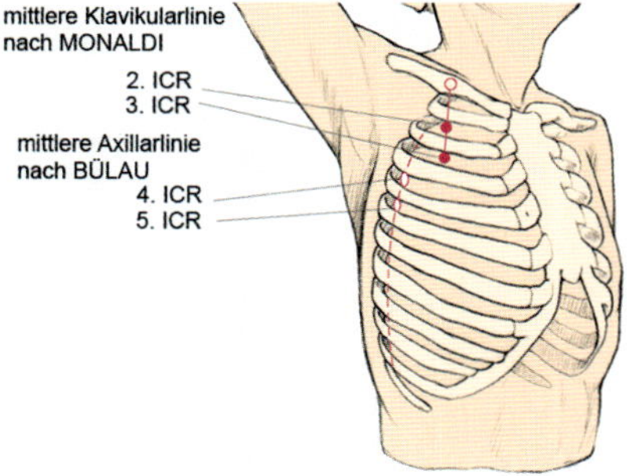

Abb. 3.6 Punktionsorte Entlastungspunktion [L108]

3 Lebenserhaltende Maßnahmen, Diagnostik & Therapie

3.71 Thoraxtrauma

Bei einer Thoraxverletzung mit Bildung eines **Spannungspneumothorax** handelt es sich um einen lebensbedrohlichen Zustand. Folglich müssen Sie entscheiden, ob eine umgehende **Entlastungspunktion** erforderlich ist. Anderenfalls könnte der Patient versterben.

Nennen Sie die Kriterien und Voraussetzungen, bei denen Sie eine eigenständige Entlastungspunktion durchführen müssen.

3.71 Thoraxtrauma

Die akute lebensbedrohliche Situation muss eindeutig diagnostiziert worden sein. Handelt es sich tatsächlich um einen Spannungspneumothorax, dann sollten zur Beurteilung der Notwendigkeit einer Entlastungspunktion folgende Kriterien geprüft werden:

1. Fehlender Radialispuls
2. Atemnot mit Zyanose
3. Zunehmende Bewusstseinsstörung
4. Zunehmend schlechter werdende Pulsoximetriewerte

Sind mindestens zwei dieser Kriterien bei Vorliegen eines Spannungspneumothorax erfüllt, ist umgehend eine Entlastungspunktion durchzuführen.

3 Lebenserhaltende Maßnahmen, Diagnostik & Therapie

3.72 Thoraxtrauma

Sie haben bei einem Patienten zweifelsfrei einen **Spannungspneumothorax** diagnostiziert. Die Kriterien zur eigenständigen Entlastungspunktion sind erfüllt. Sie entscheiden sich, eine **Thoraxentlastungspunktion** nach *Monaldi* durchzuführen.

Benennen Sie die Wandschichten, welche Sie penetrieren.

3.72 Thoraxtrauma

Folgende Wandschichten werden bei einer Entlastungspunktion penetriert:
Nach Penetrieren der **Haut** und Passieren der Zwischenrippenmuskulatur wird die **Pleura parietalis** (Rippenfell) mit den jeweiligen **Faszien** durchstochen, dadurch kann der Überdruck aus dem Pleuraspalt entweichen.
Die Kanüle muss zur Durchführung der Entlastungspunktion ausreichend lang sein, damit sie das Rippenfell vollständig durchdringen kann.
Grundsätzlich sollte immer oberhalb der Rippe punktiert werden, da sich am Rippenunterrand im Sulcus die Gefäß- und Nervenbahnen befinden. Bei einer Punktion am Unterrand könnten diese möglicherweise verletzt werden.

3 Lebenserhaltende Maßnahmen, Diagnostik & Therapie

3.73 Thoraxtrauma

Ein Fußgänger ist auf einer Landstraße mit hoher Geschwindigkeit von einem PKW erfasst worden. Nach der Traumauntersuchung erkennen Sie u. a. ein schweres **Thoraxtrauma** mit einer **paradoxen Atmung** auf der rechten Thoraxseite. Der Patient atmet auffallend angestrengt.

Erklären Sie den Begriff „paradoxe Atmung" und die damit einhergehenden Gefahren. Ist eine paradoxe Atmung für den Patienten als gefährlich einzustufen? Erläutern Sie, welche Maßnahmen Sie ergreifen.

3.73 Thoraxtrauma

Unter „paradoxer Atmung“ versteht man eine gegensätzliche Bewegung des instabilen Thoraxwandfragments bei der Ein- bzw. Ausatmung. Es kann zu einer Durchmischung von Ein- und Ausatemluft im Bereich der Bifurkation kommen. Der Sauerstoffgehalt der eingeatmeten Luft im gasaustauschenden Bereich kann sich reduzieren. Der Patient ist somit lebensgefährlich verletzt.

Es sollte umgehend eine Stabilisierung des Wandfragments durchgeführt werden. Dies kann übergangsweise manuell erfolgen. Zielführend und ausreichend effizient ist eine Intubation mit Beatmung. Dies wird mitunter auch als „innere Schienung“ bezeichnet.

3 Lebenserhaltende Maßnahmen, Diagnostik & Therapie

3.74 Thoraxtrauma

Um das Gefährdungspotenzial für einen Patienten mit einem **Thoraxtrauma** abschätzen zu können, müssen die unterschiedlichen Arten eines Thoraxtraumas differenziert werden. Liegt ein **Hämatothorax** vor, kommt es zu nicht beherrschbaren Einblutungen in den Pleuraspalt. Der Patient muss umgehend einer klinischen Versorgung zugeführt werden.

Erläutern Sie die Leitsymptome, die einen Pneumothorax präklinisch von einem Hämatothorax unterscheiden.

3.74 Thoraxtrauma

Sowohl der **Pneumothorax** als auch der **Spannungspneumothorax** charakterisieren sich auf der betroffenen Seite durch ein abgeschwächtes oder gar aufgehobenes Atemgeräusch und gestaute Halsvenen. Zur Differenzierung hilft nur die Perkussion weiter.
Durch eine Einblutung in den Pleuraspalt entsteht ein **Hämatothorax,** der sich durch einen eher dumpfen Klopfschall charakterisiert. Beim Pneumothorax hingegen ist der Klopfschall hypersonor. Präklinisch können ein dumpfer und ein hypersonorer Klopfschall jedoch nicht immer eindeutig voneinander unterschieden werden (nicht zuletzt auch wegen der an der Einsatzstelle herrschenden Umgebungsgeräusche).
Weitere Hinweise geben die **Kreislaufparameter:** Eine zunehmende **Schocksymptomatik** spricht aufgrund des Blutverlusts für einen Hämatothorax.
Grundsätzlich gilt es, den Patienten rasch einer klinischen Versorgung zuzuführen.

3 Lebenserhaltende Maßnahmen, Diagnostik & Therapie

3.75 Thoraxtrauma

Nach Untersuchung eines traumatisierten Patienten haben Sie einen **Hämatothorax** diagnostiziert. Der Klopfschall ist dumpf und das Atemgeräusch auf der verletzten Seite deutlich abgeschwächt. Sie legen mindestens einen großlumigen venösen Zugang. Jetzt müssen Sie entscheiden, wie schnell die Infusion laufen soll. Die Fließgeschwindigkeit richtet sich immer nach dem Zielblutdruck.

Welchen Zielblutdruck stellen Sie bei diesem Patienten ein?

3.75 Thoraxtrauma

Es handelt sich um eine nicht beherrschbare Einblutung in eine Körperhöhle. Dort können sich erhebliche Blutmengen sammeln. Deshalb sollte eine **permissive Hypotension** durchgeführt werden. Der **Zielblutdruck** liegt dann bei 80–90 mmHg systolisch. Durch diesen eher niedrigen Blutdruck soll sich die Einblutungsmenge verringern. Je höher der Blutdruck, desto größer die Einblutung.

Kontraindiziert ist eine permissive Hypotension bei Patienten mit einem schweren Schädel-Hirn-Trauma (GCS ‹ 9) und bei Schwangeren. Bei beiden Gruppen führt eine permissive Hypotension möglicherweise zu Folgeschäden. Beim SHT führt die geringere Perfusion zu einer Hypoxie, bei Schwangeren kann der Fötus geschädigt werden.

3 Lebenserhaltende Maßnahmen, Diagnostik & Therapie

3.76 Schädel-Hirn-Trauma (SHT)

Sie werden zu einem Unfall im häuslichen Bereich gerufen. Der Patient ist beim Fensterputzen aus ca. sechs Metern Höhe aus dem Fenster gefallen. Der Untergrund ist eine Rasenfläche. Beim Primary Survey stellen Sie verschiedene Verletzungen fest. Der Patient hat neben anderen Verletzungen auch ein schweres **SHT.** Es liegen Hirndruckzeichen vor – Anisokorie und Druckpuls, GCS ergibt einen Wert von 6. Sie legen einen venösen Zugang und schließen eine kristalloide Infusionslösung an.

Erläutern und begründen Sie, welcher Zielblutdruck bei diesem Patienten erreicht werden sollte.

3.76 Schädel-Hirn-Trauma (SHT)

Erleidet ein Patient ein **SHT,** so treten **zwei Schädigungsmechanismen** auf. Der erste Schädigungsmechanismus entsteht durch die **Gewalteinwirkung** und kann nicht mehr beeinflusst werden. Möglichkeiten zur Intervention haben wir jedoch beim zweiten Schädigungsmechanismus der **zerebralen Durchblutung.** Die zerebrale Durchblutung ist entscheidend für eine ausreichende Sauerstoffversorgung der Hirnzellen.
Bei Vorliegen eines Hirndrucks (ICP) ist es wichtig, die zerebrale Perfusion sicherzustellen. Je höher der mittlere arterielle Blutdruck (MAP), desto besser die zerebrale Perfusion (CPP).
Es gilt die Formel:

$$\text{MAP} - \text{ICP} = \text{CPP}$$

Der CPP sollte möglichst nicht unter 60 mmHg fallen. Dieser Wert kann präklinisch nicht gemessen werden. Voraussetzung für eine angemessene Perfusion ist aber ein ausreichend hoher MAP. Nach derzeitigem Wissenstand sollte dieser beim polytraumatisierten Patienten mit einem schweren SHT (GCS ‹ 9) bei 110–120 mmHg systolisch liegen.

3 Lebenserhaltende Maßnahmen, Diagnostik & Therapie

3.77 Beckentrauma

Ein Bauarbeiter ist aus ca. fünf Metern Höhe von einem Baugerüst auf einen Betonuntergrund gefallen. Er weist bei der ersten Untersuchung auch Zeichen einer **Beckenfraktur** auf. Beckenfrakturen können zu erheblichen Einblutungen führen. Bei **Typ B-Frakturen** spricht man auch von einer sogenannten Open-Book-Fraktur. Hier ist das Becken rotationsinstabil, bei Druck von ventral ist es druckdolent. In vorliegendem Fall sollte eine Beckenschlinge zum Beckenschluss angelegt werden.

Erklären Sie das Ziel der Beckenschlinge und erläutert Sie, was beim Platzieren der Beckenschlinge zu beachten ist.

3.77 Beckentrauma

Ziel der **Beckenschlinge** ist bei Vorliegen einer Open-Book-Fraktur ein Beckenschluss, da durch das Auseinanderklaffen des Beckenrings eine erhebliche Einblutungsgefahr besteht. Ein Blutverlust von bis zu fünf Litern ist durchaus möglich.

Im Rettungsdienst stehen verschiedene Beckenschlingen-Systeme zur Verfügung. Die Beckenschlinge sollte sich schnell und einfach anlegen lassen, da die Patienten als zeitkritisch einzustufen sind.

Der Beckenschluss sollte auf Höhe des **Trochanter major** erfolgen. Häufig wird die Beckenschlinge zu hoch platziert, sodass der Beckenschluss dann nicht optimal ist. Optimalerweise sollte die Beckenschlinge einen Indikator für die Zugkraft haben, damit weder zu starke noch zu geringe Kräfte auf das Becken einwirken. Zusätzlich müssen die Knie des Patienten zusammengeführt und die Füße in einer geraden Stellung fixiert werden. Das kann etwa mit Pflaster, einer Mullbinde oder auch einem Tourniquet erfolgen.

3 Lebenserhaltende Maßnahmen, Diagnostik & Therapie

3.78 Hyperglykämie

Sie werden mit dem Einsatzstichwort „Nicht ansprechbare Person“ alarmiert. Das NEF befindet sich ebenfalls mit auf der Anfahrt, wird jedoch ca. 12 Minuten nach Ihnen an der Einsatzstelle eintreffen.
Bei der Untersuchung des Patienten stellen Sie fest, dass dieser auf Anfassen mit Abwehrbewegungen reagiert. Er ist jedoch nicht erweckbar, sie sehen, dass er vertieft ein- und ausatmet. Die Atemfrequenz ist normal. Der gemessene Blutdruck liegt bei 105/70 mmHg, Puls 90/min. Die Pupillen sind isokor, der gemessene Blutzuckerwert beträgt 750 mg/dl.

Welche spezifischen Maßnahmen können Sie bei diesem Patienten durchführen? Ist eine Insulingabe angezeigt?

3.78 Hyperglykämie

Als spezifische Maßnahme sollte bei diesem Patienten eine Volumengabe durchgeführt werden, da sich bei einer Hyperglykämie eine Exsikkose im Interstitium entwickelt. Durch den Mangel an Insulin kann Glucose nicht mehr ausreichend in die Zelle eingeschleust werden. Die Exsikkose und der Glucosemangel in der Zelle führt zu der Bewusstseinsstörung. Eine Insulingabe ist präklinisch jedoch nicht angezeigt, da die Gefahr einer Ödembildung besteht und die Auswahl des geeigneten Insulins nicht möglich ist. Die Gabe sollte daher nur klinisch erfolgen.

Notizen

Notizen